你吃对了吗

《家庭百事通》编辑部　编

主　编：徐晓锋

副主编：饶春垚

编　委：郭绪书　温小波　龙轲轲　姚　洋

曹宇匆　熊　玮

江西科学技术出版社

江西·南昌

图书在版编目(CIP)数据

你吃对了吗 /《家庭百事通》编辑部编. -- 南昌 : 江西科学技术出版社, 2022.4
(健康路上那些“坑”)
ISBN 978-7-5390-8116-8

Ⅰ.①你… Ⅱ.①家… Ⅲ.①食物养生-基本知识 Ⅳ.①R247.1

中国版本图书馆 CIP 数据核字(2022)第 041789 号

国际互联网(Internet)地址:
http://www.jxkjcbs.com

选题序号:KX2022024
图书代码:D22002-101

你吃对了吗 《家庭百事通》编辑部 编

出版发行	江西科学技术出版社
社址	南昌市蓼洲街2号附1号 邮编:330009 电话:(0791)86623491 86639342(传真)
印刷	湖北金港彩印有限公司
经销	各地新华书店
开本	880 mm×1194 mm 1/32
字数	70 千字
印张	4.75
版次	2022 年 4 月第 1 版
印次	2022 年 4 月第 1 次印刷
书号	ISBN 978-7-5390-8116-8
定价	20.00 元

赣版权登字-03-2022-52

序

中共中央、国务院在《“健康中国2030”规划纲要》中明确提出：“到2030年，我国人均预期寿命将达到79岁。”从前医学不发达，生存环境恶劣，人们能活到40多岁已经算高寿。从40多岁到79岁的跨越，是中国健康史上的一大跨越。

要实现全民健康，需要国家从政策层面推进健康中国建设，更需要我们每个人当好健康的“守门人”。一个人的健康离不开医学的支撑。医学作为生命科学的分支，既神秘，又与普通大众的生活息息相关。之所以说它神秘，是因为医学涉及的知识多、体系杂，种种生涩难懂的专业术语往往将大众弄得一头雾水。可即便如此，我们普通人碰到头痛脑热，依然离不开医学。因此，掌握医学常识已成了我们日常生活中的刚性需求。

只是，在信息大爆炸的网络时代，我们又免不了被种种与医学、健康有关的传言误导：“生气会让人中毒”“吸氧真的有益无害”“HPV疫苗，‘价’越高越好”……好在，在服务老百姓、传播健康知识的路上，《家庭百事通》杂志从未缺席。自创刊以来，《家庭百事通》杂志便以“传播健康信息，提高大众生活质量，普及预防保健知识”为己任，深耕医学、健康行业。在多年的编辑工作中，我们不断提醒自己：走进生活，关注日常，寻找大众最想了解的内容；静下心来，再静下心来，认真核对每一个知识点，为大众提供更优质的内容……历时数年，几经打磨，我们为读者精心选编的《健康路上那些“坑”》丛书问世了！

《健康路上那些“坑”》丛书以为大众健康保驾护航为编写宗旨，陆续推出《你吃对了吗》《你用对药了吗》《养生，你做对了吗》《这样看病对吗》等。丛书采用读者提问、专家回答的形式，将繁杂的健康知识进行简洁明了提炼，从如何避免走进饮食、用药、养生、就医等方面的误区谈起，用浅显易懂的文字为每个家庭带去科学、正确、可行的健康知识，帮助每一个读者成功避开健康路上那些“坑”。

家是放“心”的地方，《家庭百事通》是放“心”的杂志。《家庭百事通》永远在竭诚为每个家庭服务的路上！让我们的故事从《健康路上那些“坑”》开始。

《家庭百事通》编辑部

2022年1月

CONTENTS 目 录

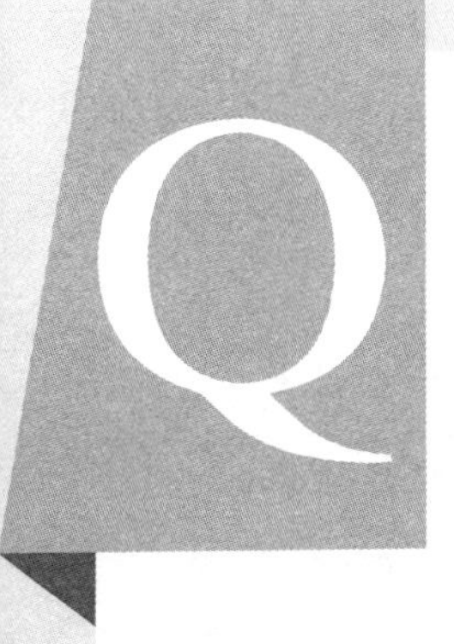

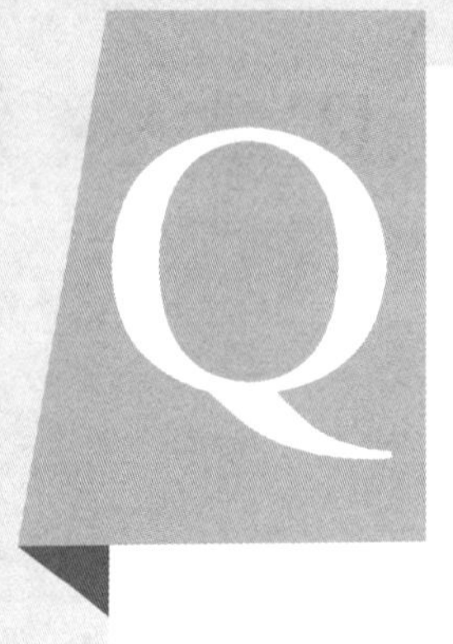

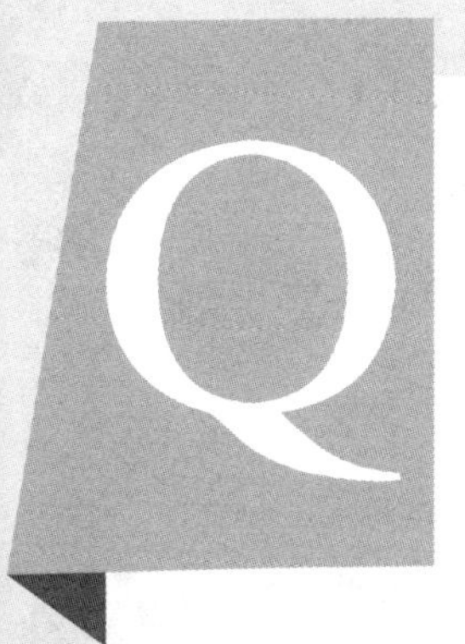

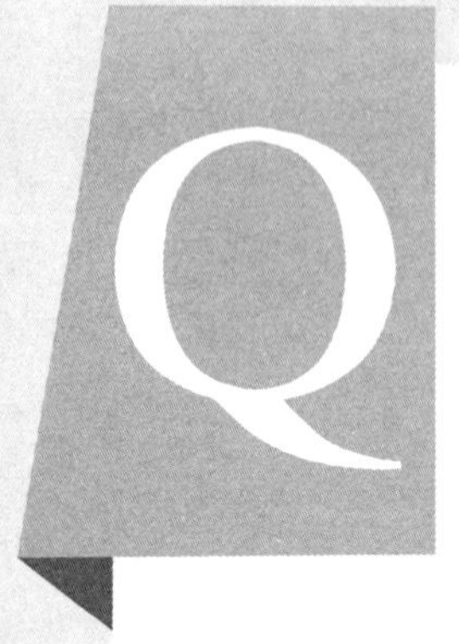

芥末可以随意食用吗

经常吃日料的朋友，一定不会对芥末感到陌生。一些细心的消费者会发现，芥末有黄色和绿色之分，这两种颜色的芥末酱，不仅价格悬殊，而且口味也有差别。那么，什么颜色的芥末才是真芥末呢?

黄芥末和绿芥末是两种完全不同的调味料。真正的芥末是由成熟的芥菜种子碾磨成的粉状调料，一般呈黄色。完整的芥菜籽本身是不辣的，但芥菜籽搅碎并加水之后，其中含有的芥子硫苷和芥子酶才会水解反应，生成辛辣的异硫氰酸酯。因此，有些商家会用原粒芥菜籽与黑胡椒、茴香、莳萝等香料混合在一起做成烧烤的酱汁。

我们在高档日料中吃到的绿芥末其实是山葵酱，但山葵的价格比较昂贵，一般只有高档的料理店才会用真正的山葵作为调料。大部分的日料店里，提供的其实是一种叫“辣根” 的植物所制成的酱。 价格昂贵的山葵怎么可能以如此低廉的价格在超市售卖，又怎么可能在日料店以免费的形式随意取用呢。所以，那些给你带来冲鼻涨脑、神清气爽感觉的绿芥末，其实大多是辣根制作的。

不过，辣根酱本身是淡黄色的，要冒充山葵酱的时候，就要用食用色素把它调成青绿色。久而久之，这个形象就变成了我们心目中所谓的“芥末酱”。

除了从价格上去区分外，我们还可以通过配料表来看该芥末商品是否以辣根为主要材料。

另外，芥末不宜长期存放，芥末酱和芥末膏需要置于常温下密封存储，避光防潮，保质期在6个月左右。若有油脂渗出，并变苦时，就不要继续食用了。

李玉竹　**供稿**

黑白胡椒粉的功效一样吗

胡椒粉作为主要的调味香料之一，能让食物更加美味，很多朋友喜欢在烹饪食物时放一些进去增味。同时，胡椒粉也是一种珍贵的中药药材，深受老百姓欢迎。那么，黑胡椒粉和白胡椒粉的功效是一样的吗?

当然不是。

它们二者的主要区别在于：

1.从加工制作上看，白胡椒粉为成熟的胡椒果实脱去果皮的种子加工而成，黑胡椒粉则是由未成熟的胡椒果实晒干加工而成。

2.从颜色和气味上看，白胡椒粉色灰白，种仁饱满，气味较淡；黑胡椒粉顾名思义是黑色的，气味较浓郁。

3.从食用及药用价值看，白胡椒的药用价值更高一些。白胡椒粉的味道更为辛辣，具有散寒、健胃的作用，可以增加食欲，助消化，促发汗，还可以改善癫痫症及女性白带异常，但口感不如黑胡椒粉。黑胡椒味重，调味作用稍好，具有温补脾肾的作用。

白胡椒粉的食用方法多种多样，可用于搭配海鲜，如烹调鱼、虾、贝类时加入，尤其适合加入用海鲜炖的汤中。另外，很多人在做凉拌菜或者是炖肉时，也会放些白胡椒来提味防寒。白胡椒能驱寒发汗，可以在炖白萝卜汤时加入一些白胡椒粉，用来缓解风寒咳嗽。肺寒痰多的人可将白胡椒粉加入羊肉汤，以温肺化痰。肠胃虚寒造成肚子痛时，可在炖肉时加入人参、白术，再放点儿白胡椒粉调味。该汤除了散寒以外，还能起到温补脾胃的作用。

黑胡椒粉多用于搭配肉类炖煮，比如猪肉、牛肉和羊肉等，也常用于烹制内脏、海鲜类菜肴。由于黑胡椒粉味道比白胡椒粉更为浓郁，厨师们更喜欢把它应用于烹调菜肴上，使之达到香中带辣，去腥提味。在保持高热度的基础上可让黑胡椒粉的味道更浓郁，所以做铁板类菜肴时常放黑胡椒粉。用黑胡椒粉做菜时要注意：与肉食同煮的时间不宜太长，因为黑胡椒粉中含胡椒辣碱、挥发油和脂肪油，受热时间太长会使它独特的香辣味挥发掉。

朱全丰　**供稿**

冷饮制品和“冰棒脸”真的没关系吗

小王比较怕热，每到夏天就喜欢吃冰激凌等冷饮制品，但只要多吃一些，胃肠道就会不舒服。久而久之，她的脸色变得不好了，显得面黄、消瘦，被朋友戏称有张“冰棒脸”。她怕今年夏天又出现这种情况，于是，带着疑问，向医生咨询多吃冷饮制品是不是真的容易导致“冰棒脸”。

接诊的医生热情为她做了解答。医生解释说过多进食冰激淋、冰棒等冷饮制品，会对身体产生不良影响，原因在于：

1.夏天气温高，人体出汗增多，导致流经胃肠的血液减少，这本就会妨碍对食物的消化和吸收。此时吃冷饮，会使胃肠道温度降低，血管收缩，导致消化液分泌减少，影响食物的消化和吸收。

2.冷饮中的水分会冲淡消化液的浓度，减弱胃酸杀菌和消化的能力，易致肠道疾病发生。

3.冷饮中含有大量的糖、蛋白质、脂肪和淀粉，进食过多可使人产生饱胀感，进而影响食欲，造成营养物质摄入不足。

4.过量食用冷饮或进食了不洁的冷饮制品容易导致胃肠道功能紊乱，出现胃隐痛、恶心、呕吐、腹痛腹泻、大便失调等症状，严重的还会导致急性胃肠炎。

由此可见，如果不加以节制地食用冷饮制品，就会损伤肠胃消化系统，导致营养吸收不良，继而出现脸色晦暗、面容消瘦等情况，也就是呈现人们形象称为的“冰棒脸”。

防范“冰棒脸”应该避免在饭前、饭后和进行活动量大的运动后，立即进食冷饮，以免影响食欲和消化系统吸收功能。女性在生理期尤其不能食用冷饮制品。应控制冷饮的摄入量，以每次不超过100克为宜，且进食速度宜慢，不要暴饮暴食。

廖冬雪　连孝华　**供稿**

食用茄子真的不会致人过敏吗

日常生活中，会听到有人对茄子过敏，很多人对此抱怀疑态度，那么，食用茄子真的不会致人过敏吗?

茄子中有多种具有“防御作用”的蛋白质，用于抵抗病原体和寄生虫的入侵。对于部分人来说，这些蛋白质就是过敏原，能够引发过敏反应。

事实上，茄子的皮和肉中都存在多种过敏原，皮中的过敏原更多。有一些过敏原对热稳定，所以将茄子做熟后并不能完全消除过敏原。简而言之，茄子中的过敏原多样而且顽强，去皮和烹饪能够减少过敏原，但并不能完全消除。

跟土豆和西红柿一样，茄子中含有一些“糖苷生物碱”，比如大家耳熟能详的“龙葵碱”。它们具有抗虫抗菌的功能，经过长期的驯化选种，茄了、西红柿和土豆中的生物碱含量已经很低，一般而言并不会造成人体中毒。

但在“不一般”的情况下，比如某些茄子因为特殊的原因而含有更多生物碱，正好又遇到某个人对这些物质非常敏感，那么也就可能导致“舌头发麻”“嘴唇刺痛”等体验。糖苷生物碱是很稳定的物质，烹饪对它破坏有限，甚至没有影响。

水杨酸也会导致类似过敏的症状，所以有学者认为茄子造成的过敏症状跟水杨酸有关。不过，茄子中的水杨酸盐含量并不高。如果有人因茄子中的水杨酸盐过敏，那么他会对其他多种蔬菜水果也会过敏。

对组胺敏感者也会出现症状。组胺是组氨酸的降解产物，能够舒张血管，使毛细血管和微静脉的管壁通透性增加，血浆漏入组织，导致局部组织水肿。例如我们平常说的死螃蟹不能吃，就是因为死螃蟹会产生大量的组胺。

在蔬菜水果中，茄子的组胺含量也比较高。如果对于组胺非常敏感，正好又遇到组胺含量高的茄子，也有可能出现过敏症状。出现茄子过敏症状中的嘴唇红肿、喉咙肿胀，也就是“局部组织水肿”的体现。

云无心 **供稿**

罐头类的松茸真的没有营养吗

松茸一般长在寒温带海拔3500米以上的高山林地中，是亚洲地区的特有物种，主要分布在日本、朝鲜半岛和我国的西南地区（四川省、西藏自治区、云南省等）。

松茸学名松口蘑，别名大花菌、剥皮菌，是一种纯天然的珍贵真菌，被誉为菌中之王。其外形与伞相似，其菌盖呈浅褐色，菌柄呈米白色，有纤维状的茸毛片。它的菌肉肥厚白嫩，质地细密，做菜味道非常鲜美，口感和鲍鱼很像，润滑爽口。

新鲜松茸的保质期很短，一般只有2天，如放入冰箱冷藏保存，最多可放7天。要想长期保存，主要有两种办法：一是制干保存；二是对它进行深加工，如制成罐头，高温杀菌后密封保存。所以，为了保质期更久，使于运输，市面上也渐渐看到了各种罐头类松茸。常见的有清水罐头、油松茸罐头、松茸牛肉罐头等。

用松茸制成的罐头入口细嫩，香味悠长，富含大自然的浓郁气息，是餐桌上难得的美味。

那么松茸罐头是否还保留了其营养价值呢？其实，罐头的加工程序很简单，一般只需要加热，所以罐头的营养流失一定程度上比家庭烹调还少，保留了松茸的营养成分。当然，油松茸罐头的脂肪含量会更高，减肥人群需注意食用量。松茸罐头应开盖即食，搭配米饭或面条味道更佳。

朱全丰 **供稿**

裙带菜只有降血压单一功效吗

裙带菜是“天然螺旋藻”，属于海藻类植物，叶缘呈羽状裂片，叶片较海带薄，外形像芭蕉扇叶，也像裙带，故名裙带菜。其口感脆嫩，特别适合凉拌、煲汤或者涮火锅食用。精选的裙带菜营养可以和螺旋藻媲美，被日本人称为“天然螺旋藻”。经常食用有助于降低血压。

裙带菜热量低、营养高，它含有十多种人体必需的氨基酸、膳食纤维，以及钾、钙、碘、铁、锌、硒、叶酸、维生素A、维生素B、维生素C、维生素E等微量元素和矿物质，对人体健康有多种功效，尤其利于降血压。

据研究，裙带菜对人体健康主要有以下4种功效：

降血压、降血脂：裙带菜中含有丰富的钾元素，钾可以调节细胞适宜的渗透压和体液的酸碱平衡，参与细胞内糖和蛋白质的代谢，具有软化血管、扩张血管的作用，可通过降低周围血管阻力来降低血压。同时，钾对协助维持稳定的血压及神经传导都起着非常重要的作用。另外，裙带菜中含有的昆布氨酸可降低血液黏稠度，预防血栓形成。裙带菜的黏液中含有的褐藻酸和岩藻固醇，也具有降低血液中的胆固醇、帮助排出体内多余的钠离子、促进血液循环、预防脑血栓发生、改善和强化血管、防止动脉硬化及降低高血压等作用。因而在日常生活中，高血压患者常吃裙带菜，对降低血压、预防脑血栓、保护心血管健康都有一定好处。

促进甲状腺健康：裙带菜中碘含量非常高，而碘又是甲状腺激素合成的必要原料。缺碘会出现甲状腺肿大，经常食用碘含量丰富的裙带菜，会达到良好的补碘效果，促进人体甲状腺的健康。

防治便秘：裙带菜性凉，味甘咸，有清热、生津、通便的功效。裙带菜里含有丰富的膳食纤维，它可以刺激肠壁，促进肠道蠕动，缩短粪便在肠道中停留的时间，达到促进排便的效果，从而起到防治痔疮和便秘的功效。

抗衰老：裙带菜中含有丰富的维生素A、维生素E、藻酸和甘露醇，维生素A可以提高细胞免疫功能，促进免疫细胞产生抗体功能。多吃裙带菜可调节血液的酸碱度，起到提高人体免疫力的作用。另外，裙带菜所含的维生素A和维生素E也具有对抗自由基、保护皮肤、增加皮肤弹性和延缓衰老的功效。

裙带菜尤其适宜高血压、冠心病、动脉硬化、肥胖、糖尿病、甲状腺肿大、大便秘结的患者，孕妇和哺乳期妇女食用。但由于裙带菜性凉，脾胃虚寒和腹泻便溏等人忌食。

朱全丰　**供稿**

这些食物真的“降糖”吗

随着人们的生活水平不断提高，糖尿病发病率也逐年增高。为了降低血糖，许多糖尿病患者听信“苦瓜、南瓜、秋葵、玉米、荞麦等能降糖”的传言，想用食物来降血糖。那么，食物“降糖”真的靠谱吗?

苦瓜：苦瓜里含有苦瓜皂苷，科学家把这种物质提取出来，在达到一定浓度后，其具有类似胰岛素的作用，可以辅助降血糖。但苦瓜皂苷的提取工艺异常复杂，需要专门的仪器和环境才能完成，并且使用方式与胰岛素类似，都是通过皮下注射、腹腔注射等方式发挥降糖作用，而不能直接口服给药，否则会迅速被胃肠道的消化酶代谢分解。所以食用苦瓜无法发挥苦瓜的降糖作用。

南瓜：南瓜中含有的南瓜多糖，对血脂、血糖、血压都有一定的抑制作用。然而南瓜多糖在南瓜中的含量非常低，若是依靠吃南瓜来降血糖，几乎没有效果。另外，南瓜含有的可溶性糖，如葡萄糖、蔗糖是人体可以快速吸收的糖类，因此，南瓜的升糖指数为75，属于高升糖指数的食物。所以，南瓜不适合糖尿病患者食用，食用过量反而会导致血糖快速升高。

秋葵：秋葵含糖量较低，含可溶性膳食纤维较高，是非常适合糖尿病患者吃的蔬菜。但要想通过食用秋葵来达到降糖的目的，则是不可能的。研究表明，秋葵里的提取物秋葵素，对于治疗实验动物的糖尿病和糖尿病肾病有一定的效果，但这些提取物都是经过浓缩后用在实验动物身上的，几乎没有人体实验证据。况且动物研究中秋葵素用量很大，人们通过正常饮食很难摄取起作用的剂量。因此，不要以为吃了几根秋葵就能降血糖。有些人听说秋葵可以降血糖，每天都用秋葵泡水喝，甚至连药都停了，结果血糖不降反升，这就得不偿失了。

玉米：玉米富含不饱和脂肪酸和维生素E，亚油酸含量高达60%，能有效降低血液胆固醇浓度，并能防止胆固醇沉积丁血管壁。但是要说玉米可以降血糖，那可是没有的事儿。虽然玉米含有较多的镁和谷胱甘肽，有改善胰岛素抵抗的作用，但并没有提升胰岛素的功效，更不能降低血糖。玉米含有大量碳水化合物和糖分，属于高血糖指数食物，血糖指数值为70，高于面粉、大米和高粱。玉米还含有较多的葡萄糖等单糖成分，且很容易被消化吸收，血糖的上升速度比其他谷物快得多。

荞麦：荞麦富含芦丁。科学家们发现芦丁可调节胰岛素的活性，有助于降血糖，但研究停留在动物实验阶段，至今没有证据显示芦丁可有效降血糖。再者，荞麦的芦丁含量很少，想吃够能发挥降糖作用的剂量根本不可能。另外，有些人认为荞麦富含铬元素，可帮助降血糖，其实这也是误解。当然如果缺乏铬，补充铬是有一定的降糖作用，但是如果不缺铬，补充再多的铬也不会进一步降低血糖。其次，荞麦含铬量并不高，如缺乏铬，最好不要依靠食用荞麦来补充。

总之，食物能降血糖的说法不靠谱。只不过有的食物升血糖作用快、含糖量高，而有的升得慢、含量低，建议糖尿病患者选升糖慢、含糖量低的食物。因此，平时在计算出全天需要的总热量的基础上，通过选择低升糖指数的食物以及多种食物的合理搭配，使每种食物提供的血糖加起来不超过血糖的标准，这是糖尿病患者应遵循的饮食原则。

张宝华　**供稿**

人参果适合所有人食用吗

人参果原名香瓜茄，又名长寿果，原产地在南美洲。作为一种保健食品，人参果含有丰富的钙和蛋白质，又含有较低的糖类和脂肪，因此其营养较为丰富。

人参果有生津止渴、增强视力、提高人体免疫力、缓解疲劳等功效。老年性痴呆、糖尿病及血管疾病患者等都可以服用人参果进行保健。人参果也有多种吃法，值得一一尝试，但人参果也并不适合所有人。

人参果生吃或凉拌可以促进胃肠蠕动，能生津止渴、增进食欲，适合咽喉干燥、胃肠功能不佳者食用。

但是由于人参果偏温性，如果经常口舌生疮、大便秘结，或者有高血压病史、经常脸红烦躁，或者手脚心发热、体内火热的症状比较重者，则不宜多食人参果。人参果中含有大量液体，正腹泻的人也不可服用。此外，人参果含糖量较高，糖尿病患者应慎重服用。

王新荣　**供稿**

只有运动才能拥有抗寒力吗

寒冬气温骤降，加上人体的御寒能力变差，势必出现寒冷感，导致手脚冰冷、身体受害而生病。所以，我们需要拥有抗寒力，但并不是只有运动才能拥有抗寒力，吃也可以吃出抗寒力，让我们平安过寒冬。

人体抗寒力与三类营养素密切关联。一是蛋白质，蛋白质具有很高的“食物热效应”，表现为进食后会促进体表散热，使你产生浑身暖暖的感觉。吃涮羊肉可为典型例子，会让你浑身冒汗，但只吃涮白菜、涮面条却不能达到此等效果。二是维生素，其可直接为抗寒出力，尤以维生素A、维生素B_2、维生素C、维生素E为贵，可帮助人体抵御寒冷，增强在冷环境中的适应能力。三是矿物质，以碘、铁、钙最为突出。碘是人体制造甲状腺素的原材料，而甲状腺素可促进蛋白质、碳水化合物、脂肪等产能营养素转化成能量，进而维持正常的体温。此外，产能营养素向能量转化需要足量的氧气来助力，氧气又是靠血液来运输的，因此铁的重要性就凸显出来了，因为铁是造血的原材料。所以，营养抗寒离不开铁的鼎力相助。

对于某些特殊个体，这里推荐几种有针对性的“暖身餐”。

减肥和偏食者：经常减肥、偏食者，尤其是女性，最容易缺乏维生素，而维生素（如维生素B_2）恰是平衡人体耗氧量的重要物质。豆腐含有丰富的维生素B_2，能减少平时工作、活动时体内热量的快速散失，提高耐寒能力。暖身食谱推荐：豆腐烧白菜、红白豆腐（北豆腐和血豆腐切成条，一起炒熟调味）等。

身体虚弱、抵抗力差者：香菇可供给人体丰富的维生素A、维生素B与铁、硒、钾等矿物质，增强人体的抗寒力。山药富含优质蛋白质和淀粉，可以快速地在体内分解成热量，发挥抗寒作用。两者结合，抗寒效果会“更上一层楼”。食谱推荐：香菇山药羹、山药香菇鸡等。

心肺功能欠佳者：手脚冰冷和心脏血管有很大关系，血液是由心脏射出，携带氧气到全身各部位，氧经过燃烧后产生热量。一旦心血管系统出现障碍，就会影响血液运行与氧气输送导致手脚冰冷。胡萝卜能够激活内脏功能和血液运行，收到调理内脏、暖身滋养的功效。洋葱性味甘温，其鳞茎和叶子含有一种称为硫化丙烯的油脂性挥发物，能发散风寒，且有抵御流感病毒入侵的作用，与胡萝卜共奏抗寒杀菌之功。食谱推荐：洋葱炒胡萝卜。把胡萝卜和洋葱洗净切片，用橄榄油把洋葱炒成透明状后，再加入胡萝卜继续煸炒。加入高汤煮沸，再加少许调味等。每天午饭或者晚饭时喝200毫升，长期坚持，就能改善怕冷的情况。

工作压力大、生活不规律者：南瓜、玉米、黄椒。三者皆属黄色蔬菜，含维生素A多，可起到促进人体代谢循环、补中益气、增强耐寒能力等作用。食谱推荐：南瓜黄椒泥、南瓜玉米糊等。

兰晓雁　**供稿**

自制奶片可以代替奶粉吗

近日，一款自制奶片机走红网络，自制奶片机不仅帮父母解决了孩子不吃奶粉的问题，还戳中了父母凡事都要自制、保障健康安全的心。那么，自制的奶片真的干净、营养又卫生吗?

网络爆红的这种自制奶片机，价格均在几十块钱左右，操作十分简单，只需将模具套好后，加入奶粉，再加几滴水，以及白棉糖或20%的麦芽糖，用力按压，即成奶片。这款产品可解决宝宝离乳后不愿接受奶粉的问题，家长纷纷购买以替代冲泡奶粉。但是，这种奶片对儿童的伤害，年轻父母却是不了解的。

奶片虽然比果糖、煎炸食品要健康，但是也要注意，别把奶片当主食或主要辅食来吃，而且奶片肯定是不能作为奶粉的替代品的。

首先，配方奶粉罐体上均会标明奶粉与水的比例，而压缩奶粉制成的奶片，并未含有太多水分，如果食用较多，且没有额外补充足够水分，会导致浓度过高。奶粉浓度过高，会导致婴幼儿摄入过多热量、蛋白质和矿物质，加重消化和排泄的负担，甚至引起高钠血症、消化紊乱、肥胖等。而压缩的奶粉制成的奶片，如果食用较多，且没有额外补充足够水分，也会导致浓度过高。

其次，如果加了糖再压制，这就是加了奶的糖，或者说它就约等于奶糖。

最后，自制奶片机最关键问题在于设备消毒，如果制作结束没有清洗掉残渣，很容易导致细菌滋生。建议每次使用前先清洗干净，这样就可以很大程度减少安全隐患。成品奶片需要避免受潮，原则上保持干燥的情况下，做15天内可以食用的量即可，一次不要制作太多。

奶片的主要原料是加工后的奶粉，在脱水工艺下加入凝固剂，再经过二次工艺加工，会破坏许多营养成分，改变乳清蛋白。

奶片的钙的吸收率也没有单纯奶粉好，这是因为奶片的钙在加工中已经固化，而固化的钙很可能聚集、沉淀在人体的肝脏、肾脏等处，最终形成结石。如果再通过高温处理，那么蛋白质会由溶胶状态变成凝胶状态，出现沉淀物。另外，乳糖高温后会产生乳酸、醋酸等，牛奶会出现焦化现象。再有就是，牛奶中的维生素C和维生素B损失比较多。

当然，奶片也不是一无是处，如果跟单纯的果味糖做对比，或者跟膨化食物做对比，那奶片的营养价值明显高于上述两种零食。

《家庭百事通》编辑部　**供稿**

“黑色食品”真的安全吗

近年来，所谓的“黑色食品”大行其道，除了新近的网红食品“黑色冰激凌”“椰子灰冰激凌”受到许多年轻人的追捧，还有诸如黑色面包、黑色蛋糕等商品，有些商家还声称“黑色食品”能够排毒养颜。那么，“黑色食品”真的安全吗?

“黑色食品”之所以发黑，都是其中含有“炭”的原因。这里的炭，就是黑色的碳元素，所以食品呈黑色。能达到这种黑色效果的有活性炭、植物炭黑和其他各种植物经过高温烧成的炭。

“炭”其实不可随便添加到食品中。食品级来源的活性炭、植物炭黑属于食品添加剂，但又分属不同的类别。食品级来源的活性炭属于添加剂中食品加工助剂的一类，植物炭黑属于食用色素一类。而其他植物经过高温烧成的炭不一定属于食品添加剂，例如竹炭。不是所有竹炭粉都可以作为食品级活性炭或者食用色素，只有严格按照国家标准生产，从选材到加工工艺上都符合国家标准，这样的植物烧制成的炭，才能够用于食品。

活性炭吸附性强，有医用价值。因为活性炭吸附性强，它也在医疗上被用于抢救口服途径的急性中毒。其作用机理是活性炭进入消化道，吸附有毒物质，从而减少人体对有毒物质的吸收。这种用法一般一次性使用几十克活性炭即可，也有多次使用的。

至于市面上宣传的活性炭、竹炭之类的食品具有“吸附体内有害物质”“净化血液毒素”“清肠排毒”等作用，完全是商家的宣传的噱头而已，没有任何依据。

不管是活性炭还是竹炭，都不能被人体吸收，到不了血液，更到不了全身组织。大多数情况下，活性炭只会从人体消化道排出，而不能被肠道吸收进入人体内。

一旦所使用的活性炭或竹炭粉中掺入一些杂质或有害物质，还可能对身体造成伤害，而且活性炭和竹炭可以无差别地吸附食物中处于离子状态的各种元素，这其中既包括有害的重金属元素，也包括食物中所含的钙、锌等有益的微量元素。所以，吃黑色食物还可能影响到人体的正常营养吸收，甚至造成营养不良。

赵力超　**供稿**

纸上烧烤对身体无害吗

好友聚餐时，除了火锅，麻辣鲜香的烤肉、烤鱼等也是较佳选择。无论在哪座城市，都可以找到烤肉店或是烤鱼店。但对于如何烤，不同的商家有不同的烤制方式，其中“纸上烧烤”可以算是主流之一。烧烤用的纸有锡箔纸或铝箔纸，以及经硅油处理的硅油纸。那么，“纸上烧烤”健康吗?

锡箔纸或铝箔纸的使用在烧烤店中较为常见，这种纸外表洁白干净、耐高温（不易烧糊烧焦，最多也就烧得微黄）。但这种烧烤纸也存在隐患，所谓的特殊材质和工艺，不过是在纸张表面涂抹了一层化学原料。

据实验证明，经过高温烘烤，烧烤纸上的化学原料涂料很可能会释放出对人体有害的化学物质，如果长期经常使用，也可能引发重金属中毒。

高温下使用硅油纸可能会中毒：硅油又称之为淋膜液，其中含有树脂、上光油等。上光油含有苯、二甲苯等有毒物质，对人体健康影响极大，对皮肤和眼睛有刺激性作用。其中苯为易挥发的有毒液体，常温下即可挥发，长期低浓度接触可发生慢性中毒，表现为白细胞、血小板和红细胞减少，头晕、头痛、记忆力下降、失眠等。

事实上，硅油纸共有三层，第一层是底纸，第二层是淋膜，第三层是硅油。底纸就是一般的纸，正常条件下无毒。而硅油如果不是食品级的材料，在高温下会分解出有害物质。对于第二层的淋膜纸，就是将塑料通过流延机涂覆在纸张表面的复合材料。淋膜又分为食用级和工业级，工业级价位较低，商家很可能为了节约成本而选择工业级的淋膜纸。因此，经硅油纸烤制出来的食物对身体可能存在影响。

纸上烧烤，建议做到以下几点：

1.使用锡箔纸或铝箔纸时，在食材上少添加调味酱汁等，尽量选择单一味道或者保持食物本味的食物。这样可避免添加的含酸性物质把锡箔纸或铝箔纸上的锡、铝释放出来。

2.自己在家进行烧烤时，选用硅油纸时，需严格按照国家行业相关标准，去有经营许可的商家采购。在烧烤前，把所需要的硅油纸在火上预热一下，能有效去除二甲苯，同时可将部分食材初加工，制成半成品，以减少烧烤的时间和降低烧烤的温度。

3.硅油纸里的成分必须选用食品级硅油，同时硅油纸不可接触明火或木炭类烤炉，应尽可能把烧烤的温度控制在220℃左右，这样可减少有害气体释放，还更营养。如果温度高至250℃以上，就会释放出毒气，危害身体。温度太低则可能导致食物未熟透。

李军 **供稿**

市面上卖的鲜花能吃吗

近日，一则关于《男友求婚送99朵玫瑰，“吃货女友”全熬成玫瑰花酱》的新闻引起了不少人的关注。其实，早在两千多年前的罗马，就已经有了食用鲜花的记载，在我国可供食用的花的种类就有兰花、玫瑰花、菊花、杏花等上百种。

既然很多花都能吃，那么能像新闻中的女孩一样，直接将市面上卖的“玫瑰花”熬成纯天然的“玫瑰花酱”吗？这样做似乎健康又实用，市面上卖的可食用鲜花需谨慎食用。

就玫瑰而言，其实，市面上卖的多数是月季。玫瑰和月季在英文里通俗的叫法都是“ROSE”。但从园艺的角度上看，玫瑰与月季是不同的品种。所以，不可随便吃市面上卖的“玫瑰花”，毕竟大家都不是很清楚它到底是玫瑰还是月季。

另外，就算大家很清楚花的品种，市面上卖的鲜花也是不能随便拿来吃的。因为这些花在种植过程中产生的污染物、农药残留等可能大大超标，观赏花中的砷、汞、铅、亚硫酸盐、敌敌畏、乐果等所含物质或药物残留不一定符合食用标准，所以，千万不要贸然采食观赏花。

刘颖　**供稿**

蔬菜用胶带绑，会残留甲醛吗

在超市和农贸市场，常能看到被胶带捆成小捆的蔬菜。过去捆扎蔬菜多用草绳，近年来用五颜六色的胶带捆菜却越来越常见。胶带和草绳相比，不仅美观大方，也显得更干净。而且胶带几乎没有重量，不必担心商家用绳子压秤。

但网络盛传，捆扎蔬菜的胶带有毒，其甲醛超标10倍，长期食用这样的蔬菜可能会致癌。

捆扎蔬菜的胶带和平时用的透明胶是差不多的东西，实际上胶带就是涂过黏合剂的塑料膜。

不过，塑料膜和黏合剂加在一起做成的胶带，确实没有专门的产品标准，也就是说并没有“食品级”的胶带。当然，就算真有“食品级”胶带，相信出于成本原因，很多商贩还是会选择普通胶带。

其实，塑料膜和黏合剂都是聚合物，在自然条件下很稳定，降解释放大量甲醛的可能性极小。在塑料膜和黏合剂的生产过程中，由于聚合不完全或溶剂挥发不完全，确实可能有少量甲醛、苯等小分子残留。不过蔬菜捆扎用的胶带只有窄窄的一条，能有多少残留呢？有一些机构正好有相关数据可以验证，比如深圳市计量质量检测研究院检测了11个蔬菜和胶带样品，其中蔬菜与胶带接触部位都未检测到甲醛。胶带上虽然检测到了微量甲醛，但溶解的前提是在浓度40%的醋酸里浸泡2小时，这显然不可能发生在蔬菜上。消费者也不用过分担心，即使真的有少量残留，在择菜、洗菜、炒菜的过程中也会挥发掉。

钟凯　**供稿**

桑葚干能解酒吗

对应酬多的人来说，能解酒又护肝的食物是最受欢迎的。民间有传桑葚干能解酒之说，那么，桑葚干真的能解酒吗?

桑葚干是以新鲜桑葚为原料，经过脱水、烘干得到的一种果蔬干制品，其含有丰富的糖类、有机酸、维生素、鞣酸、花青素、矿物质等，可在一定程度上预防酒精中毒。但是，桑葚干解酒效果并不明显，即使在喝酒前食用了桑葚干，也不能保证就不醉酒。因此，要想身体健康，还是不要过度饮酒。

《家庭百事通》编辑部　**供稿**

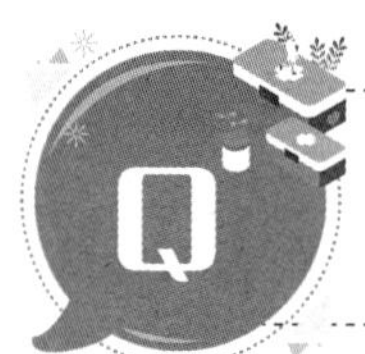

虾皮补钙效果好吗

听说虾皮的含钙量高，同等质量的情况下，其钙含量甚至可以达到牛奶的10倍。那么虾皮补钙效果好吗?

虾皮虽然含钙量高，但日常通过吃虾皮而摄入钙的总量是不多的。比如一袋250毫升的牛奶所含的钙大概是250毫克，100克虾皮中钙含量约是991毫克，如果改用虾皮来获得等量的钙，则需要25克的虾皮。但是，我们吃虾皮都是煲汤或者炒菜的时候放少量的虾皮提味，不可能大量吃。而且，虾皮中钠的含量非常高，100克虾皮中钠含量高达5057毫克，摄入虾皮过多，势必会导致钠的摄入量超标。因此，靠虾皮补钙不太明智。

《家庭百事通》编辑部　**供稿**

鱼胆真的没有毒性吗

中国传统医学典籍中记载了各种鱼胆的功效，比如清热、解毒、明目等作用，因此常有人吞鱼胆治病。不仅如此，各种中医典籍还明确记载鱼胆无毒，比如《本草纲目》《千金方》等。那么，鱼胆真的没有毒性吗?

在中国，逢年过节必吃鱼，但吃鱼除了喉咙卡刺，还有更危险的情形，那就是鱼胆中毒。如果按毒性来排序，最毒的是鲫鱼，接下来是团头鲂、青鱼、鲢鱼、鳙鱼、翘嘴、鲤鱼、草鱼。但由于草鱼个头大、胆汁多、容易购买，因此鱼胆中毒的患者有80%是因为食用草鱼所致。

人们曾经怀疑鱼胆里有某种氰化物或生物毒素，直到20世纪90年代，日本人首先从鱼胆中鉴定出一种叫做鲤醇硫酸盐的有毒化合物，这时候才知道具体的有毒物质到底是什么，此外，鱼胆中还发现了鲤醇、脱水鲤醇等有毒化合物。鲤醇硫酸酯盐不怕热，也不怕酒精，因此不管生吃、熟吃还是泡酒，都会导致中毒。

鱼胆毒性不一，人有个体差异，导致中毒的量是不同的。但对于成人来说，一般只要几克胆汁就能导致中毒，如果是4～5斤重的大鱼，1个鱼胆就可致人中毒。

鱼胆中毒，患者一般很快就会发病，初期症状是类似吃坏肚子的恶心、呕吐、腹痛、腹泻。但随后就可能出现肝肾受损，之后甚至会逐渐出现急性重型肝炎、肾衰竭、脑水肿、心肌损伤等严重症状，最终导致死亡。有的患者中毒后虽然救活了，但因神经受损导致瘫痪、大小便失禁，只能遗憾终生。

虽然传说“鱼胆明目”，但如果将鱼胆的胆汁滴到眼睛里也很危险。曾经有人在剖鱼时不小心弄破苦胆，胆汁溅到眼睛里导致失明。此外，生食鱼胆还存在寄生虫感染的风险，即使泡酒也不能保证安全。

钟凯　**供稿**

“套袋水果”真的更健康吗

随着人们审美观的提高，现在很多人买水果还很在意其品相。于是“套袋水果”受到热捧，其价格也较高。其实，水果套上袋后未必健康。

水果农药残留问题一直让人头疼，于是，为了健康，很多人愿意买无公害水果或绿色水果。而水果套袋则是由普通水果向无公害水果转型的一门技术，不仅减少了果农的劳动量，还方便他们管理。但套了袋的水果离无公害水果还差很远呢。首先，无公害水果要求生产水果的大气、土壤和水必须无污染。其次，必须少施或不施用人工合成的农药和化肥。最后，生产出的水果必须符合安全卫生标准。所以，套袋只是一种生产技术，虽然减少了农药用量，但是其施用了多少化肥，其生长环境是否符合无公害水果的标准，仍未可知。

水果在套袋之前，往往是先把整棵的果树喷洒一遍农药，然后再把水果套上袋，以隔绝病虫对水果的伤害。

但是，喷洒过农药以后，水果再套袋，农药会残留在水果上，并且不会经过雨水的刷洗而减少残留。在实际的检测中发现，无公害水果中的水果是否套袋与农药有无残留并无关系。

虽然水果在套袋以后，减少了风吹雨淋，水果的光洁度和色感都得以提升，但是，套袋的水果因为接受的日照量减少，从而造成水果的甜度和酸度都会下降，使水果本身的风味被大打折扣。

王桂真 **供稿**

“负能量食物”真的存在吗

有人说，吃“负能量食物”不仅不会给人体增加能量储备，还会消耗能量，越吃越减肥。那么，真的存在“负能量食物”吗?

实际上，真正的“负能量食物”并不存在，网络上推荐的大多所谓的“负能量食物”，其实是一些能量低、富含膳食纤维的植物性食物，至于打着“负能量”的旗号大肆宣传有减肥效果就更不靠谱了。

“负能量食物”不是指所含能量小于零的食物，而是指消化时所需能量大于其本身能提供能量的食物。食物的基本功能之一就是为人们提供日常活动所需的能量。但人们在进食过程中也要消耗一些能量，如咀嚼、吞咽、消化吸收等。如果消化某种食物所消耗的能量大于食物所提供的能量，比如100克某种食物提供80千卡能量，消化这种食物却需要100千卡能量，那么，该食物所产生的能量效应就是-20千卡，这就是“负能量食物”的理论基础。这个理论看上去无懈可击，边吃边减肥的确是吸引人。不过，其真实性值得怀疑。

我们的一举一动，大到跑步、游泳，小到站立、眨眼都要消耗能量，吃饭也不例外。比如吃一个汉堡，要先用牙齿咀嚼成较小的形状进入食道，进而进入消化系统，在消化系统里会有各种酶，将这些细小的食物颗粒进一步分解成更小的分子，然后再完成消化吸收等过程。这些过程所引起的能量消耗就是食物热效应。

一种食物的食物热效应究竟有多大，会不会大于它本身所能提供的能量。不同的食物成分，食物热效应也有一些差异。在三大供能物质中，蛋白质的食物热效应最大，相当于其本身能量的30%，碳水化合物的食物热效应为5%～6%，脂肪类食物的热效应最低，为4%～5%。对于一般混合食物来说，食物热效应大约占食物所含能量的10%，也就是说，每吃2000千卡能量食物，大约需要消耗200千卡能量来消化食物。所以，食物的热效应一般在10%左右，最多也不过30%，所以说“负能量食物”是并不存在的。

阮光锋　**供稿**

人人都可食用“知了猴”吗

每年的八九月份，很多地方都会吃“知了猴”，由于其肉质肥美，营养价值高，一直受到广大人民的喜爱。那么，“知了猴”是否适合所有的人吃呢?

“知了猴”就是蝉的幼虫，由于蝉俗称“知了”，它的头部前端又像猴子的头，所以大家一般都叫它“知了猴”。

别看“知了猴”小，但营养价值非常高。它含有丰富的氨基酸、蛋白质、矿物质（钙、铁、磷）、维生素及微量元素。其中，蛋白质含量为58.58%，人体必需氨基酸占氨基酸总量的46.63%。

由于“知了猴”含有人体所必需的多种营养素，它对促进生长发育、补充机体代谢的消耗、体虚患者康复等都有极佳的辅助治疗作用。

“知了猴”营养价值虽高，但不是人人都可食用。以下三种人群应尽量不吃或少吃。

过敏体质者慎吃："知了猴"含有丰富的蛋白质，其中部分蛋白属于异体蛋白，部分人食用后，可能会出现皮肤发痒、起风疹块、发烧、头晕、恶心、呕吐等症状。有的会诱发支气管哮喘，导致呼吸困难，甚至出现过敏性休克，所以，过敏体质者慎吃"知了猴"。

肾功能欠佳者尽量少吃："知了猴"属于高蛋白食物，人体消化吸收需要较强的肾功能支持，因而肾功能不好的人尽量少食用，以免增加肾的负担。

儿童应少吃："知了猴"属于高蛋白食物，其消化和吸收都需要良好的消化功能，而儿童的消化系统不健全，因而过量食用会影响消化系统的健康。

另外，由于"知了猴"在土壤里待的时间长，如果土壤里有污染尤其是重金属的污染，其体内可能有毒素的蓄积，这样的"知了猴"最好不要食用。

朱全丰　**供稿**

鲜银耳比干银耳更营养吗

市面上常见的银耳大都是干制的，泡发后才烹制食用。近来，市场上开始销售鲜银耳。鲜银耳单凭一个“鲜”字，就吸引了不少追求健康饮食的消费者，再加上它水灵的外表，更是受到女性消费者的追捧。那么，鲜银耳真的会比干银耳更营养吗?

银耳的干燥技术目前有热风干燥、真空干燥、微波真空干燥、冷冻干燥等。干燥过程对银耳的主要营养成分，包括多糖、蛋白质、矿物质等影响并不大。也就是说，鲜银耳与干银耳相比，营养价值并没有高多少。

有人认为鲜银耳口感更好，用干银耳泡发的就要差一些。这是由于泡发的方式不当，正确泡发的干银耳能够恢复鲜银耳时的弹性。

鲜银耳不好运输和保存，还容易污染一种细菌——椰毒假单胞菌酵米面亚种（简称椰酵假单胞菌）。这种菌对银耳有特殊偏好，在银耳上长的比在其他培养基都要好。

这种菌本身问题还不大，问题是它能产生一种叫“米酵菌酸”的毒性代谢产物。而这种代谢物毒性极强，能造成肝脏、肾脏、心脏、脑等脏器的损伤，严重者甚至会引起死亡。米酵菌酸还耐热，一般烹调过程不能把它破坏。

鲜银耳中的米酵菌酸经日光照射后可转变成无毒物质，实验发现，含有米酵菌酸的变质银耳经过两天日晒就能破坏95%以上的毒素，紫外线照射也有较好的去毒效果。数据显示，经过加工处理的干银耳中米酵菌酸检出率远低于鲜银耳，发生食物中毒的风险大大降低，目前还没有报道过因食用干银耳中毒的事件。而且，干银耳水分含量低，更利于长时间保存。

马冠生　**供稿**

吃无麸质食物真能瘦吗

眼下，无麸质食物的浪潮已从欧美席卷到中国，国内也开始陆续开设了一些以供应全无麸质食物为卖点的餐厅。尤其是在崇尚健康饮食的健身界，无麸质食物也受到热捧，甚至还宣传吃了有瘦身的效果。那么，吃无麸质饮食真的能减肥吗？

麸质，即“小麦面筋蛋白”。面筋是自然存在于小麦、黑麦、大麦以及这些谷物的杂交种中的一种蛋白质，这种蛋白质可以使得面团变得有弹性，让面包吃起来更有嚼劲。

事实上，无麸质饮食并不存在对减肥有特殊作用的地方，无麸质食品也不是无脂肪、热量。相反，一些无麸质食品（例如有些无麸质饼干）为了保持比较好的口感，会加入更多的脂肪，这就增加了食物的热量，反而不利于减肥。另外，如果为了减肥盲目进行无麸质饮食，还很容易造成某些营养素的缺乏，从而不利于身体的健康。可见，无麸质饮食并不一定能帮助减肥。如果想更好地减肥，关键还是要遵循一个健康的生活方式，做到饮食结构合理，保证营养全面均衡。

刘萍萍　**供稿**

吃肉会加重酒精性脂肪肝吗

一旦发现酒精性脂肪肝，家人除了要求患者戒烟外，有时会刻意要求患者不吃肉，认为吃肉容易胖，会加重脂肪肝。其实，这里面存在认识的误区。

酒精性脂肪肝的产生，除了乙醇和乙醛的直接损伤外，饮酒时大量的能量摄入也起着重要作用。如在长时间的饮酒过程中，人们往往会不自觉地吃下很多高脂肪食品，而减少含纤维素的蔬菜的摄入，导致脂肪和胆固醇在体内蓄积。另外，饮酒时常常情绪高涨、兴奋，也可引起血中胆固醇及甘油三酯水平升高。

由此不难看出，酒精性脂肪肝一方面是脂类在酒精性脂肪肝患者体内的蓄积，另一方面是营养摄入的不平衡，两者的矛盾最终导致患者出现营养失衡。

因此，简单地让酒精性脂肪肝患者“不吃肉”远远不能解决问题，合理的建议是科学地吃肉以及营养均衡摄入。以下是针对酒精性脂肪肝患者开出的健康“饮食处方”。

限制甜食：糖摄入过多会在肝脏中转化为内源性三酸甘油酯，使血浆中三酸甘油酯浓度升高。

善于吃肉：中国人膳食的脂肪来源有三大类：①来源于家畜肉，尤其肥肉、动物油脂、奶油糕点和棕榈油的饱和脂肪酸。②来源于蛋黄、动物内脏、鱼子、鱿鱼、墨鱼的胆固醇。③来源于肥肉、动物油和植物油的总脂肪。酒精性脂肪肝患者要吃瘦肉、牛肉、羊肉、去皮畜肉及鱼，但是，吃肉要有“度”，每天应限制在75克以内。同时，要减少或避免肥肉、含皮畜肉、加工肉制品及鱼子、鱿鱼和动物内脏等摄入。

全面营养：酒精性脂肪肝患者应高蛋白、低脂饮食，并注意维生素B、维生素C、维生素K、纤维素和叶酸的摄入量。

研究认为，酗酒患者存在着严重的蛋白质摄入不足、营养不良，以及维生素缺乏的情况。所以，戒酒仍然是最重要的措施，如果仅仅是单纯性脂肪肝，停止饮酒4～6周后可能完全逆转。而科学吃肉、均衡营养也是治疗酒精性肝病必要的基础手段。

龙振昼　**供稿**

海苔可以当紫菜吃吗

一说起海苔，很多人的脑海中都会浮现出那被浅绿色塑料纸包裹着的海苔。毕竟，它是伴随着一代人成长的小零食。如果你随便拿起一包海苔，会发现包装袋上的配料表中的第一位都会醒目地写着两个大字——紫菜。那这紫菜和海苔到底是不是一回事儿呢?

为什么明明是用紫菜做的，却偏偏要叫它海苔呢? 虽然海苔和紫菜在现代中文语境里有所差别，但我们还是可以说，海苔其实是紫菜的一种。市面上出售的那种深绿色的、薄薄脆脆的海苔，绝大部分都是加工过的条斑紫菜，但并非所有的紫菜都能加工成海苔。

目前市售的呈圆饼形的干紫菜主要就是将紫菜进行脱水干燥，并没有额外添加别的东西，所以原料很“单纯”。海苔虽以紫菜为原料，但添加了各种调味料以及一些增香调味的食品添加剂，最后经烘烤、干燥制成可以直接吃的成品。显而易见，海苔与紫菜相比，更加“复杂”

一些。而恰恰是这些加工制作过程中额外添加的调味料，使得海苔的营养价值大打折扣，这些调味料主要以食盐、酱油、味精、糖为主，还有一些品牌的海苔会额外添加香菇、肉桂、丁香、胡椒粉等。这的确会让海苔的口感比干紫菜诱人得多，然而代价就是让海苔的钠含量迅速飙升，常吃这样的海苔，对于患有高血压等心脑血管疾病的人来说，是不利于病情控制的。

简而言之，海苔虽保留了紫菜中的一些营养成分，但因其加工过程中额外添加的调味料及食品添加剂，让原本高营养的海苔丢了不少分。尤其对于高血压患者、血糖控制不稳定的人，以及少年儿童，切莫将海苔当紫菜吃。

李玉竹　供稿

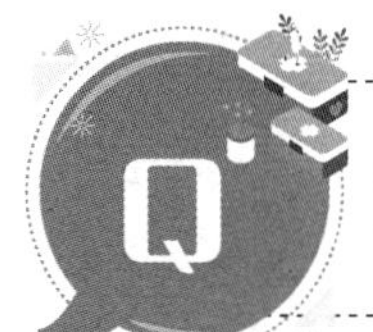

海白菜就是海带吗

在海边，一阵劲风巨浪过后，海滩上常常会遍布着薄薄如纸的绿色海藻。很多人都会以为这绿色海藻就是“海带”。其实，这些并不是海带，而是同为藻类的海白菜。那么，这同属海藻的海带与海白菜，营养上有什么区别呢?

海带是一种在低温海水中生长的大型海生褐藻植物。新鲜的海带通体呈橄榄褐色，干燥后变为深褐色、黑褐色。海带中含有丰富的维生素和矿物质，而海带最具价值的便是它含有丰富的矿物质碘，其含量稳居海藻类食物之首。

此外，在海带中发现的海带多糖还具有免疫调节、抗肿瘤、抗菌、抗病毒、抗氧化和抗疲劳等作用。

海白菜的学名是“石莼”，与属于褐藻的海带和属于红藻的紫菜不同的是，石莼属于绿藻。海边常见的石莼主要有三种：石莼、孔石莼以及裂片石莼。

石莼多生长在黄海以南较温暖的海域，常被人俗称为海白菜，那是因为它碧绿色的叶状体大小与白菜叶近似。石莼不似海带生活在深海，而是生存在有大多数石质的海岸水下。

和大多数海藻一样，海白菜含有丰富的维生素、矿物质和多糖类物质。虽然海白菜的口感没有海带有韧劲，但是作为小菜食用，还是不错的。

食用海白菜，建议做到以下几点：

1.海白菜要趁着新鲜吃。海白菜不耐存储，离开海水很容易腐败。若是干制后再泡发，它的色泽与风味也基本上不复存在。所以，无论是新鲜还是干制的海白菜，在市场上都鲜有其身影。海里捞起来的海白菜要用清水泡去海水的苦咸味。

2.海白菜多产自污染比较严重的近海，因此其会吸附很多有害物质并沉淀在体内。而且，海白菜还是很多海洋生物栖息和产卵的地方，上面会有一些有毒鱼类的卵。因此，在不干净的海滩上捡到的海白菜，最好不要食用。

李玉竹 **供稿**

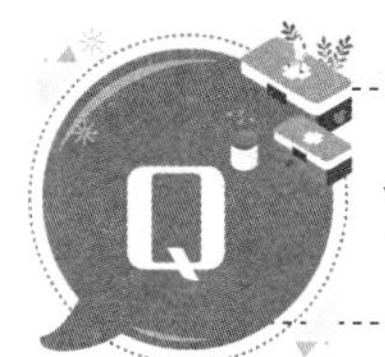

沙拉酱真的是高热量食品吗

说到沙拉酱，给人的感觉就是好吃，但又担心沙拉酱热量太多。有种说法认为“吃沙拉酱就等同于喝油”。那么，沙拉酱真的是高热量食品吗?

根据我国《SB/T10753-2010沙拉酱》的相关规定，沙拉酱是以植物油、水、酸性配料为主要原料，添加或不添加食糖、含蛋黄的配料、食用盐、香辛料等辅料，经乳化而成的半固体复合调味料。

简单来说，沙拉酱主要分为两大类：

油醋类：主要由醋、油、香料、盐组成，为水状。

奶油类：基底酱主要是蛋黄酱或者酸奶、酸奶油，再另外加入别的香料，呈浓稠状。

所以，沙拉酱并不是大多数人想象的只有奶油状，比如加了酱油的醋，也可以算是沙拉酱。

很多人以为沙拉酱是高热量食品，其实未必。我们对比下市场上一些常见沙拉酱的热量和几种主要营养素含量，就可以看出：不同沙拉酱的热量其实差别比较大。例如，每100毫升蛋黄酱的热量高达698千卡，千岛酱相对低一些，为483千卡，而油醋汁只有210千卡，是蛋黄酱的30%。

总体来看，油醋类沙拉酱比奶油类沙拉酱的热量相对低一些。具体哪种沙拉酱热量更低，建议购买的时候，看一看包装上的配料和营养成分表。

并且，不同沙拉酱的脂肪含量差别也很大，像100毫升蛋黄酱的脂肪含量可高达76.5克，而100毫升油醋汁则只有16.0克。

事实上，根据标准的规定，沙拉酱的油脂含量只需要大于或等于10%就算合格，由此也可以看出，沙拉酱的脂肪含量未必高。

刘萍萍　**供稿**

吃免淘米就不用淘洗吗

大米是中国人的主食之一。如今，超市里出现一种大米，叫做“免淘米”。很多人认为这种米不用淘洗，也许会保留更多的营养物质。那么，免淘米真的更有营养吗?

免淘米是指无须淘洗就可直接蒸煮的大米。普通的大米需要经过淘洗2～3次后，才加水做成米饭，在淘洗的过程中，大米含有的一些B族维生素会出现流失的情况。这是因为B族维生素属于水溶性维生素，容易流失。免淘米的出现，让很多人看到了希望，但是免淘米并非如想象的那般美好。

目前，我国还没有免淘米的相关国家标准，有的仅仅是企业自己制定的标准或者是地方标准，这就意味着目前我国没有真正意义上的免淘米。国际上通常的免淘米洁净度的标准是微生物细菌和虫卵等杂质在米中的含量应小于百万分之一，杂质含量越少，大米的洁净度越高。但是，国内很多厂家的生产工艺还远远达不到上述国际通行的免

无淀粉火腿真的更好吗

火腿最早的制作方式是将猪腿腌制以后，风干或者熏制而成。随着现代食品工业的蓬勃发展，火腿种类也日渐增多。其中，无淀粉火腿似乎更受人们的喜爱，价格也略胜一筹。那么，无淀粉火腿真的更好吗?

很多人都觉得在火腿中添加淀粉会影响人的身体健康。在这种认识的影响下，商家推出了无淀粉火腿。很多人因为“无淀粉”三个字，便对无淀粉火腿趋之若鹜，尤其是注重健康和养生的女性消费群体。那么无淀粉火腿和淀粉火腿的区别是什么?

在《火腿肠》和《熏煮火腿》的两项国家标准中，淀粉含量是衡量产品质量等级的重要指标，淀粉含量越少，产品等级越高。在《火腿肠》国家标准中，对于无淀粉级火腿肠的要求是水分≤70%、蛋白质≥10%、淀粉≤1%。而《熏煮火腿》国家标准中，只是根据蛋白质和淀粉含量将火腿分为特级、优级和普通级，并没有“无淀粉”这一分类，对什么样的火腿才能称为“无淀粉”，也没有具体的定义。从国家的相关标准来看，市面上的无淀粉火腿并非一点淀粉都不含，无淀粉火腿也不等于是纯肉火腿。

我们想要了解一种食品的营养价值高低，要看这种食品的营养成分表；想要知道这种食品是由哪些食材加工而成，就要看食品的配料表。所以，无淀粉火腿对于人体健康与否，要看其营养成分表和配料表。市面上最常见的某无淀粉火腿的配料表为：猪肉、鸡肉、水、食品添加剂（乙酰化二淀粉磷酸酯、乳酸钠、卡拉胶、海藻酸钠、三聚磷酸钠、焦磷酸钠、六偏磷酸钠、瓜尔胶、亚麻籽胶、食用香精、山梨酸钾、D-异抗坏血酸钠、5-呈味核苷酸二钠、乳酸链球菌素、红曲红、胭脂虫红、亚硝酸钠、诱惑红、赤藓红）、大豆蛋白、食用盐、白砂糖、植物油、味精、香辛料。

从这款无淀粉火腿的配料表中来看，无淀粉火腿中虽然未出现淀粉含量，但是无淀粉火腿中却含有多种食品添加剂。我国对食品添加剂的使用范围、使用剂量等有严格的规定。食品添加剂在国家规定范围内使用虽然对人体无害，但是对人体健康无害，并不代表有益于人体健康。而像红曲红、胭脂虫红、诱惑红、赤藓红等这些色素虽然每一种的使用剂量没有超过国家标准，但是所有的色素使用总和很有可能已经超过对人体无害的剂量。

在火腿制作过程中的一些香辛料和食品添加剂中很多都含有钠元素，比如上面无淀粉火腿配料表中的乳酸钠、海藻酸钠、三聚磷酸钠、焦磷酸钠、六偏磷酸钠等含有“钠”字的食品添加剂和香辛料。这些带有“钠”字的原料，便是“隐形盐”。盐的过多摄入会增加患高血压、骨质疏松、胃癌等疾病的风险。所以，不管是无淀粉火腿还是淀粉火腿都不宜经常吃。

徐娟　**供稿**

市面上会拿莽草冒充八角吗

在我们厨房里的调料品种中，提味去腥的八角虽然不占据主要地位，但在烹饪很多美味佳肴时绝对少不了它。比如，炖一锅香喷喷的红烧肉，怎能少得了八角的身影呢？前段时间有媒体报道称，在市场上售卖的八角里，有黑心商贩掺入有“假八角”——莽草，真是这样的吗？

“假八角”是一种称为“莽草”的植物的果实，又称为“有毒八角”，外观与八角非常相似。

因莽草果壳的毒性大，误食会刺激消化道黏膜，经消化道吸收会导致产生神经毒性，轻微中毒者会出现恶心、呕吐、腹泻、眩晕等症状，严重者会出现惊厥、呼吸急促、四肢抽搐，甚至昏迷、呼吸衰竭，从而危及生命。

莽草虽有剧毒，但它里面含的莽草酸是禽流感抗甲型病毒H1N1治疗药物达菲的主要成分。

自从莽草的药用价值被发现后，莽草的市场价格比八角贵了一倍。但由于莽草的数量太少，无法满足用药需求，与莽草同科的八角反倒成为替代品。莽草主产于云南和四川，在深山老林里才能找得到。虽然有药用价值，但传统的中医并没有把莽草列为药材，所以药店一般都不销售莽草。由于莽草是野生的，一年能采到的数量很少，所以，用莽草来冒充市面上常见的八角，也并不容易。

因为八角最常见的特征是有八个棱角，故称其为“八角”。而莽草果实的角比八角的角数要多，所以，分辨莽草和八角，看它们角的个数就能辨别出来。但是，由于受气候变化的影响，八角常常会出现不到八个角或者多于八个角的情况，甚至十个角、十五个角的八角，都不算稀奇。即使是同一棵树结出的八角，角的数量也不完全相同。所以，角的数量并不能作为辨别八角和莽草的标准。

李玉竹　**供稿**

“塑料食品”都是真的吗

这段时间，网上充诉着各种有关于塑料食品的流言，如“塑料大米”和“塑料紫菜”，让众多消费者谈“塑”色变。这些所谓的“塑料食品”是真的吗?

在网上传播的“塑料大米”所呈现视频中，那些颗粒物的确是塑料，但这些仅仅是用于生产服装配件、建筑建材、农业工具等的塑料颗粒。它们只是在模糊的视频中像大米，实际上，大家完全没有必要担心塑料颗粒物会被用来冒充大米，因为，大米作为我们每天都要吃的主食，普通人通过肉眼就可以轻易观察到它们和大米的区别。此外，生产塑料颗粒物的成本要比生产大米的成本要高，所以，用塑料制作假大米纯属谣言。

关于“塑料紫菜”，视频中提出了几条罪证：撕扯呈透明状、撕不破、嚼不烂、有腥臭味，单凭这些就“定罪”，真的是太牵强了，以下分别加以解释：

1.透明状：正常的紫菜展开后本身就是半透明的状

态。如果从塑料加工工艺的角度来判断，做出这样效果的塑料紫菜需要用很好的原料。成本比较高，这种无利可图的生意，商家是不会做的。

2.强韧性：视频中的紫菜撕不破、嚼不烂的原因最有可能是因为紫菜泡发时间尚且不够。紫菜中富含多糖物质，这使得它遇水后会形成致密的网状结构，从而提高它的韧性。

3.腥臭味：紫菜和其他海产品如海藻等都含有呈味物质，也正是这种物质使得紫菜具有腥味，所以这是非常正常的。

最后，请大家记住，谣言止于智者。或许，接下来可能还会出现更多的关于塑料食品的谣言，我们要用谨慎的态度来看待，不轻信谣言，更不传播谣言。

李玉竹　**供稿**

常吃薄荷糖可以清除口臭吗

薄荷糖中含的薄荷成分，对呼吸道有抗炎作用，可使皮肤毛细血管扩张，增加散热，引起皮肤冷反射，故有解热作用。食用薄荷糖可以提神醒脑、去除口腔异味。但如果长时间咀嚼薄荷糖，反复刺激口腔黏膜，则会导致口腔黏膜角化层增厚，黏膜的屏障作用受到破坏，给细菌侵入制造条件，口腔黏膜易受到损害。如不及时治疗，还可能会引起口腔红肿、破溃和糜烂等口腔疾病，进而加大患口臭的风险。

事实上，引发口臭的“真凶”主要是不良的生活习惯、口腔疾病或其他身体疾病。也就是说，通过吃薄荷糖除口臭，治标不治本。除口臭还得查找口臭的真正原因，对症治疗。

《家庭百事通》编辑部　**供稿**

土豆放冰箱，毒素会翻倍吗

很多人会在家中存放一些土豆来当备用菜品。但最近网络上出现了一条“土豆放冰箱更容易变绿，毒素会翻倍”的消息。这是真的吗?

土豆本身是没有毒的，只有发芽的土豆才含有有毒物质龙葵素。如果摄入龙葵素达到一定的量时，会损害细胞的生物膜。

研究发现，土豆适合储存在冷一点的环境中，储藏的温度越高，其产生的龙葵素就越多。因此，土豆更适合在冷藏的环境下保存，放冰箱并不会更容易变绿或使毒素翻倍。虽然，土豆更适合放在冰箱保存，但也不能存放太久，最好只保存一周左右。而如果天气比较凉爽，将土豆放在阳台通风处即可。

《家庭百事通》编辑部　**供稿**

胃不好的人不能吃水果吗

胃不好的人，对水果的限制主要是从水果对胃酸浓度影响的角度去考虑的。在胃病的急性期，尤其是胃酸过多的病人（表现为反酸、胃痛为主的），建议少吃水果，但不是不能吃水果。

慢性胃病病人体质多虚弱，从中医角度看，应尽量选择性平（不偏热、不偏寒）的水果，如葡萄、龙眼等，少吃或者不吃含酸较多、带有刺激性的或鞣质丰富的水果，如山楂、柿子、枣等。有胃炎、胃溃疡的人群更应如此。当然，患萎缩性胃炎或胃酸分泌不足的病人，表现为消化不良、没有食欲、胃胀，适当进食一些酸味水果，不仅没有坏处，反而有辅助治疗的作用。

《家庭百事通》编辑部　**供稿**

长“雀斑”的鸡蛋真的不能吃吗

当我们去菜市场买土鸡蛋时，经常会发现蛋壳上有斑块，就像人长了雀斑一样，很多人怕其有质量问题就没买。那么这个“雀斑”对鸡蛋的质量有影响吗?

蛋壳上长的“雀斑”实际上是母鸡体内色素的异常沉淀。蛋壳色素沉淀异常的原因很多，主要和产蛋时母鸡的身体状况有关。比如母鸡缺乏维生素A，其上皮细胞容易脱落，会导致输卵管出血；饲料中亚油酸缺乏，则会导致母鸡输卵管发生点状出血；初次下蛋时，由于母鸡产道狭窄，产道壁被强烈挤压，也会造成出血。这些出血因素都可能导致母鸡产下少量血斑蛋而使这些蛋看似长了“雀斑”。

因此，如果鸡蛋只是表面有少量“雀斑”，其他部位均无异常，其品质不会受影响，大家可以放心购买。

《家庭百事通》编辑部　**供稿**

“洋”水果的营养价值一定高吗？

由于种植区域的气候、土壤矿物元素不同，水果的营养价值也不同。各国的地域情况不一样，土壤自然不同，营养价值也不会统一，进口水果未必就比国产的水果营养价值更高，更何况进口水果的“洋”身份还不能100%确定。一方水土养一方人，我们中国地域辽阔，国民身体素质根据地域也有不同的特点，因此，国外的水果所含的营养不一定适合我国的所有人群，吸收利用率也不一定高。

另外，从营养学的角度来说，进口水果经过长途运输、长时间存储，损失了大量的水分，再加上来到我国进入销售市场后，也可能经过多日存储，消费者购买时营养价值已经大打折扣。

从食品安全角度分析，进口水果可能经过打蜡等工序，若入口时没洗干净，对身体健康也会造成危害。

徐伟龙　**供稿**

带壳的竹笋更新鲜吗

很多人都喜欢买那些带着壳甚至泥土的竹笋，说那样的竹笋更新鲜。这是真的吗?

笋是竹子的幼芽，是竹子生命中生长最旺盛的阶段。当人们把竹笋拔出，只是破坏了它正常的生长方式，停止了从土壤中获取水分和养料，并不能停止它的新陈代谢。

其实，拔下的竹笋依然进行着呼吸作用，在拔出后的5个小时甚至会达到一个高峰。在这个过程中，竹笋内的碳水化合物会有一部分转化成纤维，从而使得竹子变硬。

在农村，采回的竹笋如果当天没有处理，那么第二天就会明显变硬，原本鲜甜的口感也会下降。所以，那些摆着卖，带着壳甚至带泥土的竹笋，其实只是保留着“原生态”的外形，而“内心”早已变得苍老，并不是人们想象的那样“新鲜”。

简而言之，带壳的竹笋，只是看起来很原生态，其实并没有什么意义。

云无心　**供稿**

牛肉泛绿光是坏了吗

在切开一块酱牛肉时，很多人都会发现肉表面会出现绿色的金属光泽。这难道是肉坏了吗?

在你切肉的时候，肌纤维被切断，在断面上就形成了很多规则排列的凹凸状结构。当光线从合适的角度照射到这个断面时，就会发生一种光学效应，叫做“反射式光栅衍射”。此外，这种现象通常出现在熟肉上。如果顺着肌肉的纹理切，不容易出现反光现象。如果你不知道肉的绿色是不是光线衍射，这里有一个简单的办法：只需要稍微换一下观察的角度，如果是光栅衍射，色泽会发生变化，甚至消失。如果颜色不变，那就很可能是变质引起的。

钟凯 **供稿**

雪蛤真的能丰胸吗

不少商家宣传：雪蛤有丰胸、抗衰老、提高免疫力的功效。但是，雪蛤真的有如商家所说的那样神乎其神吗?

不少人认为，雪蛤富含雌激素，雌激素分泌可以促进乳腺腺体发育，从而达到丰胸的效果。

有研究显示，吉林产地的雪蛤油每克雌二醇含量为4.21～7.97微克，而蛋黄、猪肉、鱼肉、虾仁中的每克雌二醇含量为0.303～2.20微克。蛋黄、猪肉、鱼肉和虾仁作为日常食物，人的食入量远远大于雪蛤，却没有丰胸效果，所以，也不必指望吃雪蛤就能丰胸。不用为了丰胸而吃雪蛤，不过，更年期女性可以适当吃点雪蛤，以补充体内降低的雌激素，缓解更年期综合征症状。

总之，没有一种食物神奇到可以丰胸、美容养颜或提高免疫力，雪蛤自然也不例外。均衡营养、适量运动、充足睡眠、戒烟限酒、良好心态才能构建健康体魄，千万不要过于迷信补点雪蛤就能达到健康功效的说法。

谷传玲　**供稿**

“养胃饼干”真的养胃吗

“养胃饼干”的配料表和营养成分表：小麦粉、食用植物油、某菇、牛油、食用盐、全脂乳粉、干酵母、食品添加剂（膨松剂、香精等）。由此可以得出两个结论：除了号称能养胃的饼干，它的配料和普通的苏打饼干并无二致。和普通苏打饼干一样，它的脂肪含量高（28%，吃100克饼干相当于摄入了一天脂肪需要量的一大半）、热量高（500千卡，约相当于4个苹果的热量）、盐分也高、维生素矿物质含量低、膳食纤维含量低。

因此，很难理解这种饼干能养胃。相反，它其实是一种热量高，而且经发酵工艺制成，好消化，对血糖控制和体重控制非常不利的零食。

再者，食品的包装上也并未出现代表“保健食品”标志的“蓝帽子”，再次说明它只是普通食品而已。

根据我国《食品安全法》的有关规定，普通食品是不能宣称具有保健品功能和疾病预防功效的。

刘玲艳　**供稿**

“养生粉”真的养生吗

随着生活方式的改变，以及各种慢性病的发病率增加，“养生”成了人们日益关注的话题，随之而来的“养生粉”便如雨后春笋般出现。“养生粉”的主要卖点聚集在“天然安全无添加剂”“低温烘焙营养全”“老中医量身定制”等方面，颇让消费者心动。

但也有消费者质疑：“养生粉”常用的食材中，像枸杞、茯苓、芡实等，很多都属于中药的范畴，中药的搭配则须慎之又慎，那市场上如此任意搭配的各种“养生粉”，究竟能不能放心喝？功效真的那么神奇吗？

早在2000多年前，《黄帝内经》中就有“五谷为养”的记载，“五谷为养”是指以黍、稷、菽、麦、稻等谷物及豆类作为主食，这虽然是全世界最早的膳食理念，但与现代营养学观点不谋而合。

因此，“五谷养生粉”的确有存在的意义，其不仅给人们营养搭配节约了时间，而且可方便食用、易于吸收。

在这里，要提醒消费者：“养生粉”虽好，中药食材的添加也要慎重，中药食材也有“四气五味”，哪些是温性的食疗中药，哪些是凉性、寒性的食疗中药，消费者属于何种体质，想治疗何种症状，这些统统要考虑在内。即便是“五谷养生粉”，也不能随便添加食疗中药。消费者应根据自身的体质选择“养生粉”，或是在专业中医师的指导下慎重购买。

“养生粉”只是一种辅助性的保健食物，不能代替药物。比如有的“养生粉”标注有：适合“三高”人群食用或糖尿病患者食用，或是对某些慢性疾病有非常好的调理效果。这样的说法并不代表我们可以摒弃药物，用“养生粉”取而代之。

大多数慢性疾病与不良的生活方式以及饮食习惯有关，只有改变熬夜、酗酒、抽烟、高盐高油饮食等不良生活习惯，才能真正起到改善慢性病病情的效果。仅凭这些宣传功效“神奇”的“养生粉”是并不能达到自己预期或是广告宣传的效果。如果消费者为了追求片面的“疗效”而长期大量服用，可能会导致疾病加重。而且，“养生粉”作为保健食品，不能替代三餐正餐，长期食用不仅会使咀嚼功能退化，还会影响身体对营养成分的吸收，造成胃肠道功能紊乱。

因此，偶尔用“养生粉”替代主食还可以，然而用“养生粉”长期替代主食，是万万不可的。

王桂真　**供稿**

超声波洗果蔬，真的干净吗

果蔬是健康饮食的重要组成部分，然而果蔬上看不见的残留农药也让人们忧心忡忡。最近，市场上有一款超声波清洗机炒得火热，其号称可以清除蔬菜水果表面大部分的残留农药。那么，超声波清洗机真的能将果蔬上的农药残留洗干净吗?

超声波清洗机的原理是通过一个叫“换能器”的东西将电能转化为高频振动，一般为20～50千赫，也就是每秒震动几万次，随之产生超声波。超声波在水中传播的时候可以产生“超声空化”效应，在水中制造出许多微小的气泡。这些气泡极小，最小的直径比头发丝还细几十倍。它们一般会随着超声波震动并吸收能量，不断膨胀后迅速坍缩或破裂，形成微小的冲击波。

超声空泡效应产生的微小冲击波和高频振动可以将附着在果蔬表面的灰尘、泥土、肥料、腐殖质等杂质剥离或击碎。对于脂溶性成分，比如有机农药残留，可以促使它乳化脱落。

另外，超声清洗的用途还有很多，如在配眼镜或首饰加工的地方，一般都能看见小型超声清洗设备。在工业领域，高强度的超声波甚至可以辅助去除金属表面的锈迹。当然，强度过大的超声波会使果蔬破损造成营养流失，因此用于清洗果蔬的超声波清洗机一般功率不会太大。

超声波的穿透力很强，能够轻松应对蔬菜水果坑洼不平的表面，并将果蒂等部位清洗干净。它是一种纯物理洗涤方法，不存在任何残留物。对叶菜和表皮易破损的水果（比如草莓），超声波也可以很轻松地应付。此外，流水冲洗虽然是很好的清洗方式，但比较废水，超声波清洗更节约用水。

超声空泡产生的瞬间局部高温高压，可以破坏一些农药的分子结构，同时也会让部分水分子分解为游离氧原子和羟基，而游离氧原子可以对农药残留起到氧化分解的作用。

此外，超声振动也打破了农药的溶解平衡，使农药分子运动增加，溶出率提高。不过，超声波去除农药的能力和去污能力相比就逊色很多了。有研究发现，短时间超声波处理虽可有效去污，但降低农残的效果并不好。比如在超声波处理5～10分钟后，乐果和敌敌畏农药残留反而出现回升，这有可能是因为超声波损坏了果蔬表面的细胞，导致渗透性增强，农药内吸。

超声波清洗机普遍有很大的噪声，一般在60～80分贝，甚至更高。这样的噪声污染在家庭环境中明显是不合适的。虽然可以通过提高超声频率，将噪声降低，但清洗效果也会下降。另外，也可以采用密封、加固等隔音措施减少噪声。

总之，超声波去污力值得信赖，但去除农药残留效果也有限，消费者不能对它期望过高。

钟凯 **供稿**

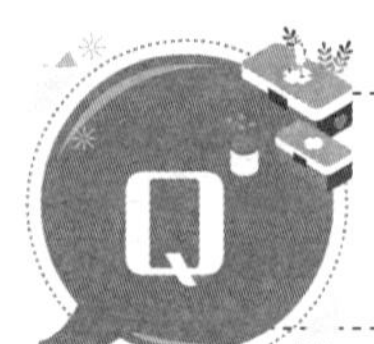

空心菜是蔬菜里的“毒中之王”吗

最近一个视频在网络上很火，里面接受采访的营养师称：“空心菜是吸收农药和重金属最厉害的蔬菜，重金属超标会对人体造成严重伤害。国外都拿空心菜净化土壤用，没人吃。”那么，空心菜真的不能吃了吗?

空心菜又称蕹菜，主要分旱蕹和水蕹两种，也有半水半旱类型。不过，我们现在吃的空心菜，几乎都是土地种植或者是大棚种植的。任何一种蔬菜都无法脱离环境，空心菜也会被生长环境中的污染物污染，重金属和农药残留都是不可避免的。一些研究发现，空心菜对于某些重金属（如铅）的确有比较强的富集能力，但这并不意味着空心菜对重金属的吸附能力就是所有蔬菜中最强的，更不是所谓的“毒中之王”。

《食品中污染物限量》里对新鲜蔬菜规定了铅、镉、汞、砷、铬五种重金属的限量标准。空心菜可能对一种重金属的吸附能力相对较强，但对其他重金属的吸附能力就比较弱。比如，我国研究人员就发现油麦菜对镉的富集能力比空心菜强，再比如2015年，江苏新闻机构曾经选取了包括空心菜在内的五种蔬菜送到检测机构检验，结果也显示每种重金属的含量最高的蔬菜不同。并且，重金属富集能量强，也不一定意味着这种蔬菜所含的重金属就一定超标。

重金属含量高低、是否超标，主要还得看产地环境，只要生态环境中重金属不超标，就不用担心。而农药只要规范生产，不滥用，通常也不会超标。

总的来说，只要是规范生产出来的空心菜，就不会出现重金属或农药残留超标。否则，无论种什么蔬菜都会有重金属或者农药残留超标的可能。

一些西方国家的人们的确不怎么吃空心菜，但这完全只是因为饮食习惯不同而已。需要提醒的是，即使以后真的用空心菜来净化水源或者土壤，那也不代表空心菜就不能吃了。因为，用于食用的空心菜和用于净化环境的空心菜完全不一样，如果用于净化环境，说明这里的环境污染比较严重，根本就不允许种植给人类食用的蔬菜。

从目前的调查和抽检来看，我们吃的蔬菜中的农药残留绝大部分都没有超标。总的来看，空心菜绝不是“毒中之王”。作为一种蔬菜，空心菜美味、营养丰富，但不可避免存在有重金属和农药残留风险。所以，在选购时要到正规渠道购买，买回家之后需要好好清洗，以去除部分农药残留。

阮光锋　**供稿**

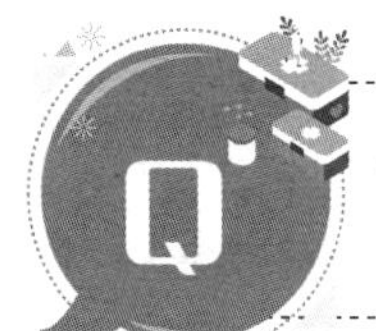

吃葡萄不吐葡萄籽靠谱吗

最初葡萄籽并没有进入大众的视线，它只是葡萄酒行业的下脚料，而且还需要花钱处理掉。后来研究发现，葡萄籽的提取物具有抗氧化的功效，因此，其瞬间变废为宝，成为人们追捧的对象。

葡萄籽虽小，但“五脏俱全”。葡萄籽中确实有一些抗氧化物质，包括没食子酸、儿茶素、白藜芦醇、鞣酸及原花青素等，主要是一些多酚和类黄酮物质。而这其中真正能起到抗氧化和延缓衰老作用的是原花青素，有报道声称，原花青素的主要功效是清除自由基，从而起到抗氧化的作用。

葡萄籽虽抑癌，但没那么有用。很多研究结果都表明，红葡萄籽中丰富的多酚含量能够预防心脏病、动脉硬化，同时还能够改善皮肤瘙痒等。有不少研究发现，葡萄籽提取物能抑制小白鼠低密度胆固醇的氧化，降低血凝速度，但是，在健康人身上并没有如此显著的效果。

对于抗癌之说，一些体外试验表明，葡萄籽提取物或者原花青素具有抑制某些癌细胞的作用，这也成了一些广告语中的依据。但值得注意的是，“体外实验能够抑制癌细胞”跟“吃了能抗癌”之间，还有着非常遥远的距离。

葡萄籽虽好，但难吸收。经过对新疆特色果品葡萄、黑加仑、枸杞、杏、核桃、沙枣、石榴等果品中的原花青素含量进行测定，结果发现，葡萄籽中原花青素含量最高，每克中含有3.18毫克花青素，同时原花青素含量也会因葡萄品种不同而不同。

虽然葡萄籽中所含的原花青素非常多，但绝大多数人是不可能吃进去几十斤葡萄籽的，再加上其口感又涩又扎，就使人更难下咽。如果你直接吞食，那葡萄籽只是滑肠而过，里面的活性物质根本无法被人体吸收。

所以，想靠吃葡萄时连同葡萄籽一起吃掉的方法，来使原花青素发挥抗氧化等一系列功效，那几乎是不可能的。

李玉竹 供稿

罐头真的是“垃圾食品”吗

随着食品安全事件的逐渐升级以及人们对食品添加剂的认知逐步提高，似乎越来越多的人错怪了罐头，认为它是集防腐剂与坏水果于一身的食品，其实不然。

误区一：为延长保质期，罐头必添加大量防腐剂

国家规定，罐头食品是不允许添加防腐剂的。罐头食品的理论基础来源于巴氏消毒法，即把食物煮沸储存于密闭容器中，可长时间保存。罐头的制作工艺是把内容物充分加热，将微生物全部杀死，同时把包装罐充分加热杀菌，再把无菌的食物装到无菌的容器中。食品装入罐中以后，经过排气、密封、杀菌等过程后，将容器完全密封，使食品处于无氧环境。达到这种无菌状态的密封食品，微生物没有生长、繁殖的条件，食品便不会腐败，所以制作罐头根本不需要添加防腐剂。

误区二：罐头属高温加工食品，必造成营养流失

罐头的灭菌方法是应用巴氏消毒法，一般来说，巴氏

灭菌消毒时肉类和海产鱼类罐头的加工温度不超过120℃；蔬菜、水果罐头的加工温度不会超过100℃ 。

中国预防医学科学院营养与食品卫生研究所等20个单位的研究表明，经过高温杀菌的宫保肉丁罐头，仍然含有原猪肉中的维生素A、硫胺素、烟酸、维生素E等营养成分，甚至有些成分含量更高。但加热对于维生素来说还是多少有些损失，特别是维生素C，其中一部分受热分解，一部分溶于罐头的汤汁中。实际上，在家庭烹饪过程中，温度很容易就会超过200℃，同样会造成维生素的流失。

误区三：罐头使用的原材料都是“坏桃烂枣”

罐头食品属于及时加工食品，原料收获、运输、加工的全过程所用时间很短，有的产品甚至短于2小时，这使得罐头食品能保持较高的营养价值。且加工过程不需要贮存，不需要采用化学保鲜等，从而最大限度地保证了加工原料的新鲜度。同时，加工罐头食品的杀菌过程能够及时叫停食物的化学反应，使食物的营养成分充分保留在新鲜的状态。

邢小美 **供稿**

高档盐真的物有所值吗

时下，什么都在变，就连盐也由以往的单一品种变得“百花齐放”。什么玫瑰盐、竹盐、青盐、雪花盐、烟熏盐等琳琅满目，伴随而来的便是价格飞涨，这些盐的价格也常常是普通盐的几倍、几十倍，因而被通称为高档盐。那么，这些高档盐真的物有所值吗?

曾有机构检测了13款盐产品（10款高档盐，3款普通盐）以了解高档盐与普通盐的纯度差异。其结果为全部产品都达到了优级精制盐的标准，高档盐并未表现出更高的纯度（10款盐平均氯化钠含量为99.71%），相反，普通盐（3款盐的平均氯化钠含量为99.75%）的纯度反倒略高（高出0.04%）。这说明价格的高低并不与产品的纯度成比例。

事实也的确如此。食用盐中几乎99%的成分都是氯化钠，但高档盐之所以以“高档”自居，就是因为剩下的1%的结构与普通盐不同，从而抛出“微量元素丰富”“矿物质丰富”等宣传语自诩。只不过，对于1%的含量来说，“微量元素丰富”“矿物质丰富”并没有多大意义，对人体的影响也不大，可不必过于关注。

除此之外，很多人还担心普通盐中加有的抗结剂亚铁氰化钾（加入该物质可避免盐结块）对人体不好，但只要抗结剂亚铁氰化钾添加量未超出国家标准，就不会影响人体健康。何况那些高档盐即使无添加剂，它们同样也使用抗结剂亚铁氰化钾。如果消费者实在对添加了亚铁氯化钾的普通盐不放心，市场上也有未添加亚铁氯化钾的普通盐供你选购。

实际上，高档盐的高价格，高在色、香、形、味上了，与营养价值、安全度等关系不大。所以，面对高档盐与普通盐，消费者选购时不必太过于纠结。

兰政文　**供稿**

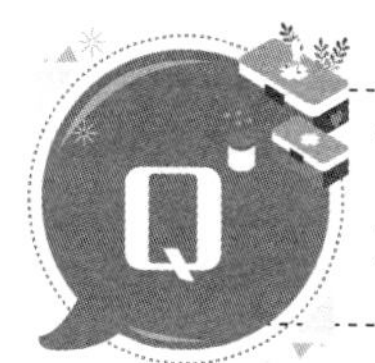

高盐饮食对抵抗力真的不会有影响吗

近日，德国波恩大学医院的克里斯蒂安·库尔茨及其团队证明，摄入高盐饮食的小鼠对抗由大肠杆菌引起的肾脏感染和由李斯特细菌引发的全身感染的能力较弱。

随后，研究人员每天让10名20~50岁的健康人员在正常饮食基础上，额外增加6克盐。一周后，实验对象与额外服用食盐之前的情况相比，体内一些免疫细胞（称为中性粒细胞）的吞噬能力和杀死细菌的能力大大受损。

研究人员认为，高盐饮食降低人体抗感染能力与两个原因有关：第一，当人体摄入过量盐分时，身体会释放出激素，使人体排泄出更多盐分。这些激素包括糖皮质激素，具有抑制全身免疫系统的副作用。第二，当人体盐含量高时，尿素会积聚在肾脏内，而尿素会抑制中性粒细胞的免疫能力。

《家庭百事通》编辑部　**供稿**

“孕妇专用”真的适合孕妇吗

许多贴着“孕妇专用”标签的产品（如米、油、饼干、奶粉等等）都价格不菲，并且深受孕妇及其家人的追捧。但是这些产品的营养价值一定高吗？面对“孕妇专用”产品和普通产品，孕妇应该如何选择？

大多数“孕妇奶粉”都标称为孕妇特制的奶粉，含有孕期不可缺少的各种营养素，能满足孕妇自身以及胎儿的营养需求，促进胎儿正常发育，预防和减少孕期并发症和低体重儿等问题。

“一枚‘叶酸鸡蛋’，可以兼顾补充鸡蛋的营养和叶酸；每一枚‘叶酸鸡蛋’，中不仅富含着天然的叶酸，而且蕴藏着人体不可缺少的8种必需氨基酸及22种维生素和矿物质。”以上这些信息是来自某企业对于“叶酸鸡蛋”的宣传。

叶酸是人体必需的维生素之一，在人体细胞分裂增殖及新陈代谢活动中发挥着重要的作用。人体无法通过自身来合成叶酸，只能通过食物来获取。如果孕妇在怀孕期间缺乏叶酸，胎儿会出现神经管畸形等疾病。

其实，尽早服用经济又实用的叶酸片就可以了。相比较而言，叶酸片的成本要远远低于“叶酸鸡蛋”。至于“叶酸鸡蛋”中到底含有多少叶酸，也并无定论。

所谓的“孕妇专用”产品，有些是有一定优势的，但是大多数并无优势可言，大家在购买时需根据自身条件，理性选择为好。

王桂真　供稿

自制水果酵素更安全吗

“酵素”一词来源日本，它其实就是“酶”的意思。但市面上的“水果酵素”产品其实是指水果发酵得到的混合物，里面的成分主要是水、糖、果酸，还有少量的酶，跟酵素的本义——酶，已经是天壤之别。它宣称的好处跟酶也没有什么实质的关系。其实，吃水果酵素，尤其是自制的，并不会有什么好处，反而可能增加安全风险。

制作“水果酵素”时经常需要加入大量的糖，含糖量通常在10%以上，多喝其实会增加糖分的摄入。家中如果有肥胖、糖尿病等人士，这种水果糖水是不适合他们饮用的。

自制“水果酵素”利用的是自然发酵，这个过程跟自酿葡萄酒是类似的，只是用于发酵的水果不限于葡萄。水果在发酵过程中极易受到杂菌（如真菌）污染，因此家中生产出的“水果酵素”，就可能只是“水果发霉泡出的水”。你想，这样的酵素产品还能安全吗?

大家都知道，腌咸菜等食物含有很多亚硝酸盐。采用自然发酵的水果酵素，由于菌种不易控制，往往会产生更多的亚硝酸盐，由于工艺限制，往往也可能产生更多的甲醇。

阮光锋　**供稿**

“零碳水饮食法”真的有利健康吗

近年来，“零碳水饮食法”在网络上疯传，它的各大功效也在各大媒体的推波助澜下风靡养生圈。那么，“零碳水饮食法”真的有利健康吗?

“零碳水饮食法”是一种高脂肪、高蛋白和零碳水化合物的饮食方式，即饮食上拒绝食用碳水化合物类食物（包括谷物、面包、面条、富含淀粉或糖分的蔬菜水果以及糖等），增加高脂肪和高蛋白类的食物，通过模拟饥饿状态，强迫人体燃烧脂肪而非碳水化合物。

“零碳水饮食法”号称可以降低日常饥饿感，让人精力充沛、思维能力提升、记忆力增强、睡眠质量提高、血糖水平稳定、血压降低、免疫力提高、皮肤状况改善……但是，也有人在“切身体验”后却出现了各种不适。

长期不摄入碳水化合物，只吃高脂肪和高蛋白的食物，会给身体带来一系列严重的副作用。世界各大研究机构都先后证实这种饮食法对健康百害而无一利。具体危害有下面几方面：

1.摄入过多动物性蛋白质会引起肾脏疾病，肾功能不佳者会加速肾脏的恶化速度，而且肉类摄取量高，还会增加肾结石的机会。

2.对女性来说，最常见的问题就是月经紊乱或闭经，特别是体重过轻或营养不良的女生，又或压力过大的女生。

3.对男性来说，固酮浓度会降低，甚至还会开始流失肌肉、堆积脂肪、体力下降。

4.增加患骨质疏松的危险，对女性减肥者，这种风险尤大。

5.肉类在人体代谢后会增加尿酸浓度，极容易诱发痛风发作。

6.影响到胰岛素的分泌，使身体很难积极分解脂肪，对减肥反而不利。

虽然大幅度减少碳水化合物的摄入可以显著降低血糖，但是对于糖尿病患者而言，最致命的危害并非血糖升高，而是出现严重低血糖、糖尿病酮症酸中毒以及高渗透压高血糖状态。而低血糖和糖尿病酮症酸中毒与“零碳水饮食”息息相关。

因此，利用严格控制碳水化合物摄入的方式来控糖的方法非常不可取。特别是已经在进行胰岛素或口服降血糖药物治疗的糖尿病患者，千万不要贸然进行大幅度的饮食调整，否则一旦产生严重低血糖等症状，是会有生命危险的。

李玉竹　**供稿**

蜂蜜有气泡营养更高吗

蜂蜜中有一些小气泡是因为蜂蜜中有活性酶。如果蜂蜜没有气泡，则可能是用果糖勾兑的“假蜂蜜”。那么蜂蜜质量的好坏真的由有无气泡来判断吗?

蜂蜜产生小气泡最常见的原因是由嗜渗酵母发酵引起的。一般而言，蜂蜜糖分多、渗透压大，一般微生物是不会繁殖的。但有两类酵母比较顽强：一类为嗜渗酵母，另一类为耐高糖酵母。其中嗜渗酵母对蜂蜜的品质影响较大。只要蜂蜜水分含量高于20%，嗜渗酵母就能生存，从而产生气泡。如果蜂蜜中嗜渗酵母大量生长，蜂蜜中的糖分被代谢，导致水分含量增加，从而增加了其他微生物繁殖的风险，造成蜂蜜质量下降。所以说，蜂蜜会产生小气泡不一定说明其活性好、营养更高。

《家庭百事通》编辑部　**供稿**

野菊花就是野生的菊花吗

野菊花和菊花都是菊科植物，药用部位都是干燥的头状花序。但是，由于种属不同，二者还是有区别的。菊花的功效侧重于散风清热和平肝明目，而野菊花更加侧重于清热解毒。

从口感上看，菊花的口感比较好，有淡淡的甜味；野菊花的口感不好，有比较明显的苦味。所以，菊花可以用来代茶饮，本身也是常见的菊花茶，而野菊花一般都是入药作煎剂。

《家庭百事通》编辑部　**供稿**

味精真的有百害而无一利吗

味精曾是厨房里最常见的调味品，不过随着一些论调的出现，味精几乎变成了人人避之不及的坏东西，被“请”出了厨房。可是味精真的有百害而无一利吗?

味精属于调味品的一种，其是利用淀粉糖发酵法生产而成。它的主要成分是谷氨酸钠，种类主要有99%味精、加盐味精、增鲜味精三种。

由于谷氨酸钠具有一定的鲜味，而天然食物中都含有一定量的谷氨酸钠，所以菜肴中或多或少都会有鲜美的感觉。再向菜肴中加入谷氨酸钠则可以提鲜，增加我们对于食物的愉悦感，促进食欲。

由此看来，味精对于调节口味还是有贡献的。

但是部分人群应控制量，味精中谷氨酸钠在体内会分解生成谷氨酸和钠离子，为避免摄入过多钠离子，高血压、肾炎、水肿的患者都要控制味精食用量；儿童应少吃或者不吃，以免加重孩子的口味，加速锌的流失，对生长发育带来危害。

而味精的其他不安全性主要是集中在对神经及脑组织的损伤方面，高浓度的谷氨酸可能导致神经毒性。但事实却是，所谓的“高浓度的谷氨酸钠”，是指谷氨酸钠的摄取量≥4毫克每千克体重，也就是说一个体重为70千克的人，要一次食用大于280克的味精才会对神经或脑造成损伤。但没有人会一次性摄入这么多的味精。

正确的使用味精可以增加菜肴的鲜味，刺激消化液分泌，从而有助于提高食欲，促进食物在体内消化吸收。

另外，味精混同食物进入消化道后，会被迅速地分解生成谷氨酸。谷氨酸是脑组织氨化代谢的氧基酸之一，并且对改进和维持丘脑（丘脑是间脑中最大的卵圆形灰质核团，位于第三脑室的两侧，左、右丘脑借灰质团块相连）的机能十分重要，有利于身体蛋白质的合成。此外，它还有降低血液中氨含量的作用，防止体内氨中毒。

尽管对味精每日摄入量未作专门规定，但是在使用味精时，不能错误地认为加入的味精越多，菜肴越鲜美。相反，由于食物有不同的味道来互相调节，菜肴要根据食材来加味精调味。

生活中也会遇到一旦味精放多，就会产生咸涩交加，甚至更特殊的味道，反而影响了食物的口感和营养，难以下咽。

邱欣晔 **供稿**

麦卢卡蜂蜜真的就“高大上”吗

最近，新西兰麦卢卡蜂蜜在市场上备受追捧，价格也较为昂贵，原因是这种蜂蜜含有独特的活性抗菌成分——独麦素。然而，麦卢卡蜂蜜就真的那么“高大上”吗?

据研究，麦卢卡蜂蜜是蜜蜂从麦卢卡红茶树的花朵上采集花粉而酿成的。而这种红茶树仅生长于远离污染的新西兰原始森林地区，所以显得尤为珍贵。麦卢卡蜂蜜中有其他蜂蜜都没有的活性抗菌成分——独麦素。独麦素有着强大而稳定的抗菌及抗氧化功能，不会像其他蜂蜜的抗菌成分那样，进入人体后容易被酶分解。独麦素还能够促进伤口自然愈合，在调理胃肠道疾病方面也有着可以和药品媲美的功效，因此很多卖家以此为噱头，将麦卢卡蜂蜜的售价定在千元以上。

虽然麦卢卡蜂蜜在市场上卖得火热，但是据统计，新西兰每年只能出产大约2000吨的麦卢卡蜂蜜，而其每年在全球的销售量却超过了1万吨！也就是说，目前市场上流通的大多数麦卢卡蜂蜜，都是以次充好的假冒品，甚至还有不法商贩在普通蜂蜜中添加具有抗菌消炎成分的二羟基丙酮（DHA）和甲基乙二醛（MGO）来冒充的。

在购买麦卢卡蜂蜜时，消费者会常看到“UMF5+”“UMF10+”“UMF15+”和“UMF20+”等标识。这些是独麦素活性成分的指标，分别表示麦卢卡蜂蜜的抗菌能力与5%、10%、15%及20%的苯酚水溶液抗菌效力相同。一般标注“UMF10+”以上的麦卢卡蜂蜜被认为具备药用功能。通常抗菌能力越强的麦卢卡蜂蜜价格也相应越高。

因为麦卢卡蜂蜜中含有独麦素，所以对食用者年龄有着不同的要求。除了1岁以下的幼儿不能吃蜂蜜之外，还要按照独麦素活性成分指标要求食用。例如，“UMF5+”适用于1～12岁的健康人群；“UMF10+”适用于12～18岁免疫力较低的人群以及18岁以上的健康人群；“UMF15+”适用于中度肠胃不适者；“UMF20+”适用于严重肠胃不适者。

蜂蜜中80%是糖，19%是水，余下不到1%是其他物质，包括所谓的“有益成分”。就算你买到了真正的麦卢卡蜂蜜，花上千元买来的大部分是糖，而且不论什么蜂蜜，其本身都有一定的抗菌消炎的作用。另外，很多国产蜂蜜，只要是天然的，其品质都很不错，与麦卢卡蜂蜜相比，其性价比要好很多。

廖春华 **供稿**

骆驼奶真有那么好吗

随着人们生活水平的提高，食物的多样性也日渐增加，光是奶类就出现了多类品种。除了常见的牛奶和羊奶外，骆驼奶也凭借着它特殊的营养功效被推上了市场。骆驼奶是一种高营养价值的乳制品饮料，很多人喜欢喝，甚至有很多人说骆驼奶有治疗疾病的功效。那么，骆驼奶真的那么好吗?

有商家宣称骆驼奶中含有类胰岛素因子，其可以促进胰岛分泌胰岛素，起到辅助降糖的作用。胰岛素可以促使身体各器官组织吸收利用葡萄糖，同时抑制糖原的分解，从而达到降低血糖的作用。事实上，1毫升骆驼奶中的确含有52个微单位的胰岛素，而等量牛奶的胰岛素含量仅为16个微单位。有些研究显示，骆驼奶对调节血糖可起到一定的作用，但这些研究还基于动物实验，而且样本量很少。况且，如果骆驼奶对降糖真有如此奇效，那么卫健委发布的“成人糖尿病患者膳食指导”中也不会对其只字不提。

而且，骆驼奶只是一种食物，并不是功能保健品，更不能说其具备药物的功效。要想稳控血糖，除了遵医嘱用药外，还是那句老生常谈的话："管住嘴，迈开腿"。

有商家宣称骆驼奶对肿瘤的抑制率最高，可达40.98%，骆驼奶是肿瘤放化疗患者最好的奶类制品。实际上，关于骆驼奶抗肿瘤方面的研究非常有限，而且处于研究的初步阶段，基本上都是动物实验，可谓证据十分不充分。因此，骆驼奶不能代替任何的标准疗法用于人类的各种疾病中。

有商家宣称骆驼奶是最接近人乳的食品。其实，每种动物成长所需要的营养是不同的，因此不同动物奶的营养成分也会出现差异。各种哺乳动物的奶对于它们各自的宝宝来说都是最适合的，但对其他物种来说，营养价值便没那么高了。无论是牛奶还是骆驼奶，它们的营养物质配比只有在调配成无限接近人奶比例时，才是最适合人类婴幼儿饮用的，所以本质上，它们都是一样的。

李玉竹　供稿

酸奶有层黄水是变质了吗

酸奶的口感细腻稠滑，香味浓郁，和牛奶相比，近年来更受人们喜爱。但有些消费者发现，有时自己买回家的酸奶在打开后表面会有层黄色的水，便认为这是酸奶变质的表现。那么，酸奶上有层黄水真的是变质的表现吗?

酸奶在冰箱里放上一段时间后，表面都会出现一层黄色的水。这种黄水其实是乳清，酸奶会出现乳清是由于酸奶凝冻发生收缩而产生的，也有些酸奶上的黄水是因为酸奶过度发酵而产生的，一般自制酸奶时更容易出现这种情况。

酸奶发酵过程中，牛奶中的乳清蛋白质在乳酸菌发酵的作用下会形成凝胶，这种酸奶凝胶会将牛奶中的大部分水“锁”在网状结构中。一般情况下，酸奶的发酵时间在6～8小时，如果时间过长，过度发酵就有可能会析出乳清，出现黄水。不过，搅拌后乳清蛋白会混合到酸奶里，不会影响口感和营养。另外，酸奶的制作过程中没有加增稠剂或者酸奶受到振动颠簸时也会产生黄水。

因此，酸奶析出黄水并不一定代表酸奶变质了，对于在保质期内且正确储存的酸奶，如果有少量的黄水析出，并且无酒精发酵味、霉味等异味，是可以放心食用的。

鉴别酸奶是否变质其实很容易，主要从以下4点可进行辨别：

1.看外包装如果酸奶坏了，其内部就会由于发酵的原因形成比较多的气体，此时外包装会鼓起。

2.看状态打开酸奶后，酸奶不凝块，呈流质状态，说明酸奶已经变质。

3.闻味道酸味过浓或有酒精发酵味，甚至有一股霉味，都说明这盒酸奶已经变质了。

4.观颜色酸奶颜色变深黄或发绿，也说明已经变质，此时不宜再食用。

好的酸奶凝块均匀、细腻、无气泡，表面可有少量的乳清析出，呈乳白色或淡黄色，吃起来酸甜可口，有一种酸牛乳特有的香味。在选购酸奶时，要选择包装完整，在保质期内且是冷藏储存的酸奶。如果是自制酸奶，两天内须食用完，以免酸奶腐败变质。

朱全丰　**供稿**

所有人都可以饮用藏茶吗

藏茶不仅好喝也非常养生，它具有多种维生素和微量元素，还含有磷、钾、镁、硒等不少于15种的矿物质。其主要具有以下4种功效：

抗衰老、抗辐射：藏茶中富含茶多酚、多种微量元素和儿茶素，它们可以抑制脂质过氧化，清除身体内多余自由基，并可抑制自由基的生长，帮助肌肤抵抗衰老。因而常饮此茶可抗衰老，抗辐射。

防三高：藏茶中的茶多酚具有抗癌作用，可促进食物消化，并促进身体内脂肪、胆固醇的排泄。同时，藏茶中的儿茶素化合物可促进脂肪分解，从而达到减肥及预防高血压、高血脂等功效。

调理肠胃：藏茶中含有丰富的纤维素，能保护胃肠道黏膜，促进肠胃蠕动，帮助分解食物和消化。日常生活中，因吃肉过多而导致的便秘和慢性腹泻等问题，都可以适当喝些藏茶来调理。

排毒养颜：藏茶中含有的茶单宁能提高血管的韧性，使血管舒张，从而加速血液循环，解决因气血不畅引起的肤色暗沉以及斑点问题。

藏茶具备如此多养生功效，却并不适合所有人群饮用，如营养不良、贫血、胃溃疡的患者、肝脏患者、孕妇、哺乳期妇女、感冒发烧者都不宜饮用藏茶。因此，建议大家在饮用藏茶的时候，最好根据自己的身体状况适量饮用。

朱全丰　**供稿**

眼干必须立马就医吗

不少人长时间看手机或者电脑，会出现眼睛又干又涩，并且有发红和异物感等症状。中医认为，眼部疾病是由于脾胃虚弱，气血不足，精气不能上承，目失所养而导致的。此外，虚火会灼烧津液，以致泪液减少，眼睛干燥。遇此情况，不方便立马就医的话，不妨喝点梨米粥来缓解症状。

梨米粥的烹制方法很简单。将两个梨洗净切碎后，同100克粳米煮粥，每日早晚各食一次。

梨味甘、微酸、性凉，具有生津、润燥、清热、化痰、解酒的作用，素有“百果之宗”之称。古人常将梨做成秋梨膏等用以平肝降火，对阴虚火旺有很大裨益。梨富含蔗糖、果糖、葡萄糖以及苹果酸、胡萝卜素、钙、铁、磷、维生素B_2、维生素C等成分，能滋阴清热，平抑肝火旺盛。

粳米味甘、性平，功效是补中气、强筋骨，有通血脉、好颜色、聪耳明目的作用。《日华子本草》说其“壮筋骨，补肠胃”。《滇南本草》对粳米的评价尤为全面：“治诸虚百损，强阴壮骨，生津，明目，长智”。现代药理研究表明，粳米含有蛋白质、脂肪、碳水化合物、磷、铁、钙、维生素B_2、维生素B_1等成分，可以提供人体所需的营养和热量。

两者一同煮粥食用，可以改善眼睛的酸涩和干燥，从而达到清热明目的作用。

郭旭光 **供稿**

补津液，多喝水就行吗

天气干燥时，很多人会感到面部紧绷、口唇干燥，有些人甚至出现皮肤起皮、嘴唇干裂、流鼻血、心烦气躁等症状。中医认为这多是津液缺失导致的。大家也常有不解，津液缺失就是缺水吗？那补津液是不是只要多喝水就行了？

中医认为，津液是人体一切正常水液的总称，包括汗液、唾液、髓液等。《灵枢经·决气第三十》中记载："腠理发泄，汗出溱溱，是谓津。""谷入气满，淖泽注于骨，骨属屈伸，泄泽补益脑髓，皮肤润泽是为液。"

也就是说，津的流动性强，能渗入血脉和孔窍，滋润肌肤、温养肌肉。液的流动性小，灌注于骨节、脏腑等，其功效主要为濡养骨髓、脏腑。津和液虽有区别，却相互渗透、补充，所以常常并称。

津液遍布全身，日常饮食是津液的主要来源，帮助津液深入身体各处，要依靠多个脏腑联合作用，其中最为密切的是肺、脾、肾三脏。其中，肺主一身之气，人体津液运行全靠气推动，故有肺主水道之说；脾主运化，其功能是将胃中水谷精微上奉至心肺，进而输布至全身；肾为水脏，负责人体水液代谢。因此，当津液亏损，就需要多个脏腑共同调理，只喝水是远远不够的。

临床中，津液缺少的人群，常以滋阴法治疗。同时，调整生活方式也可以减少津液耗伤，预防津伤出现。

对于已经有津液损失的人群，可服用下文列出的食疗方调护。

生地黄粥：取生地黄汁20毫升、酸枣仁28克、大米50克；生地黄汁中加入酸枣仁，加入适量清水煮30分钟，再加入大米，米熟即可食用。

萝卜百合粥：取大萝卜5个、百合20克、大米50克；萝卜煮熟后榨汁，萝卜汁中加入百合、大米、适量清水煮，米熟即可食用。

雷妍　**供稿**

奶粉伴侣真的是“好伴侣”吗

有商家称：只吃奶粉的宝宝容易上火、发生便秘等，需要添加奶粉伴侣才能解决这些问题。那么，事实真是这样吗?

市面上的奶粉伴侣品种很多，不同产品主打的宣传点、配料及营养成分也不尽相同，例如有“预防上火”“缓解消化不良”“促进肠道健康”等等。奶粉伴侣的这些“功效”，得从其的成分说起。其成分大概有这么几类：

糖：在很多奶粉伴侣中，糖往往排在配料表的前面，也就是说其主要成分就是糖。糖是只有能量而营养单一的物质。宝宝吃了糖之后，相应就不需要那么多奶就“饱了”。这造成宝宝热量够了而营养素摄入不够。精制糖摄入太多，还会干扰正常的口味，容易养成宝宝挑食偏食的不良习惯，不利于将来全面均衡饮食习惯的培养。

益生菌：正常的宝宝不建议补充益生菌，目前也没有足够的证据支持要在婴幼儿食品中添加益生菌才好。相反，长期吃益生菌制剂还有一些潜在的健康风险，例如造成肠道自身繁殖有益菌的能力下降，对外在的益生菌产生依赖等。

植物原料或提取物：奶粉伴侣里常添加的有山楂、莲子、麦芽、金银花、菊花、百合、白茯苓、橘皮等，商家声称可以“消食清火”。首先，奶粉伴侣不是保健品或药品，不应有治疗类的功效。其次，这些食材好多都是药食同源的物质，并不适合宝宝随意食用。最后，奶粉对宝宝来说是容易消化吸收的，6个月后会添加辅食，宝宝此时已经具备消化吸收食物的能力，只要家长注意辅食添加量和频次，宝宝很少出现所谓的“消化不良”等情况。即便发现宝宝胃肠道确实有任何问题，也应及时就医。

DHA、牛磺酸等营养成分：DHA、牛磺酸对于早期婴儿的智力和视觉等发育可能有重要作用。饮食均衡的母乳汁中含有足够的DHA和牛磺酸，如果是母乳喂养就不用担心宝宝对此缺乏。如果是配方奶喂养的宝宝，现在绝大多数配方奶中也含有符合国家相应含量要求的DHA、牛磺酸等成分。但是这些成分的添加量并不是越多越好，如果配方奶中已经添加了它们，再通过奶粉伴侣来摄入，很可能就过量了。

奶粉伴侣是一种食品，配方奶本来就是模拟母乳成分为宝宝设计的食物，在奶粉中额外加入奶粉伴侣反而会“破坏”配方奶中本来的营养物质含量与比例。对于婴幼儿而言，营养素的比例、数量是否均衡会影响到宝宝对营养素的吸收利用。市面上绝大多数奶粉伴侣的执行标准只是《GB/T 29602-2013固体饮料》的标准，也就是说根本不像婴幼儿配方奶、婴幼儿谷物辅助食品等要求那么严格。其就是一种普通的食品，所谓功效更多是商家营造的噱头。

李园园　**供稿**

枸杞原浆适合每个人吗

枸杞子营养价值很高，近年来受到越来越多人的关注。但很多人认为吃枸杞子麻烦并且在短时间内功效不明显，所以，他们就会尝试饮用枸杞原浆。那么，枸杞原浆适合每个人饮用吗?

枸杞是常用的营养滋补佳品，同时可药食两用。它富含枸杞蛋白多糖、维生素C、磷、铁等多种营养成分，有补肾益精的功效。其还含有丰富的胡萝卜素、维生素A_1、维生素B_1、维生素B_2等对眼睛有益的营养成分，有明目效果。枸杞果皮中富含枸杞多糖（LBP）、硒和类胡萝卜素等抗氧化物质，它们对骨髓造血功能和各项细胞免疫指标有明显的增强作用，能明显提高机体血液、肝和肌组织的超氧化歧化酶（SOD）的活性含量，从而有利于活性氧的清除，起到延缓衰老、抗疲劳、增强免疫力和补血安神的作用，还能在较大程度上改善失眠。

枸杞子中枸杞多糖活性较强，可抑制长期肝脏受损中形成的过氧化脂质，增加了肝细胞的活性，可保护肝脏和减少脂肪肝的发生。枸杞多糖还能增强机体体力、迅速消除运动后的疲劳感。

枸杞原浆是保健养生类产品，它的主要成分是枸杞子的提取物，所以，它的功效和枸杞子的功效是一样的。

一般来说，枸杞原浆是一种保健养生性产品，其养生效果也不能立竿见影，还需要一个缓慢的调理过程。

枸杞原浆的优点有很多，但是不是每个人都能喝的。

适宜人群：

1.处于亚健康状态、工作压力大、常熬夜、睡眠状况不佳的人群。

2.辟谷、专业运动员等需要大量安全植物营养补充的人群。

3.长期眼睛干涩、视力不好、肾动力不足的人群。

4.需要养肺健胃护肝的人群，久病、大病、手术康复期以及放化疗期需要补充营养的人群。

5.中老年身体虚弱、具有三高等慢性病者。

不适宜人群：因枸杞子最大的副作用是过量食用会导致上火、流鼻血，甚至造成眼睛红肿不舒服，所以，以下人群食用枸杞原浆要注意：

1.阴虚人群不能喝。该类人群喝了很容易上火。

2.正处于发热感冒状态，或者身体患有炎症的患者不宜服用。因为枸杞本身是一种温热的产品，服用枸杞原浆后会让病情变严重。

3.肠胃不适、腹泻的人和性情容易急躁、身体属于易上火体质者不宜服用。

田春营　**供稿**

椰汁和椰子水是一样的吗

近年来，椰汁因其风味独特，营养价值高，深受人们喜爱。但你可能不知道，椰汁和椰子水还不一样。

很多人在喝市面上买来的椰汁时，会觉得与直接喝椰子里的汁在口感上完全不同。事实上，椰子里的汁是椰子水，而市面上的椰汁是属于再加工的饮料。

将椰子洗净剖开，流出椰子水，然后用刮丝器刮出椰肉，烘干成丝，再加水研磨，最后加入配料，这种将椰肉深加工得到的一种饮料即为椰汁。椰汁是一种脂肪含量很高的蛋白质饮料。

那么，椰汁和椰子水都有哪些区别呢?

外观不同：椰汁外观呈乳白色，无沉淀和分层的现象；而椰子水则是无色透明的。

风味和口感不同：椰汁有特别的风味和香味，没有异味。椰子水的味道比较清爽。

天然的椰子水作为夏季最受欢迎的饮品之一，它主要具有以下七个方面的功效。

利尿消肿：椰子水含有丰富的钾、镁等矿物质，其成分与细胞内液相似，可纠正脱水和电解质紊乱，具有利尿消肿的功效。

提高免疫力，预防炎症：椰子水富含维生素和蛋白质，有利于增强身体的抵抗力和免疫力。同时，椰子水富含月桂酸，还具有抗病毒、抗真菌、抗细菌和消炎的特性，有助于伤口恢复。

清凉消暑：椰子水有很好的清凉消暑、生津止渴的功效。

延缓衰老，美容养颜：椰子水富含维生素C、维生素E和核黄酸磷脂，因此能起到抗氧化、清除自由基、延缓衰老、滋润皮肤的作用。而且，椰子水里丰富的锌可促进少女发育，镁可改善老年人的血液循环系统。

预防心脏病：椰子水中富含氨基酸，常饮椰子水可降低人体血脂水平，预防高脂血症，从而对心血管起到保健作用。因此，多喝椰子水可以预防心脏病。

氨基酸含量较高：椰子水含有17种人体所需的氨基酸和锌、钙、铁等微量元素，是迄今为止氨基酸含量最高的天然饮品。

可杀虫消疳：椰子水中还含有一种能杀死人体肠道内寄生虫的物质，该物质可用于临床，且无毒副作用。因此，椰子水是理想的杀虫消疳食品。

需要提醒的是，商家宣传椰汁具有丰胸的功效，这是不靠谱的传言。所谓椰汁不含色素，也是因为椰汁不需要色素，但其中可能加了其他物质，消费者不可大量饮用。在此，建议大家首选天然的椰子水饮用，少喝市面上的椰汁饮料。

朱全丰　**供稿**

饮料兑酒喝，人不容易醉吗

近几年来，很流行喝酒时在酒里兑些饮料，例如红酒加雪碧、威士忌加绿茶或红茶等。很多人认为这样做，酒精浓度会被“稀释”，不容易喝醉。真是如此吗?

雪碧等碳酸饮料中富含二氧化碳气体，喝后会使胃部膨胀，增加胃吸收酒精的面积。同时，二氧化碳会促进肠道蠕动，增加酒精在小肠中的吸收。因此，碳酸饮料兑酒不仅不能减少酒精的摄入量，反而会使人更容易喝醉。

如果酒中加入果汁、茶类等非碳酸饮料，确实可能会降低酒精浓度、减慢酒精的吸收速度。但这样做也很容易让人不自觉地过量饮用，最终也会喝醉。即便没有喝醉，饮酒过多会刺激胃黏膜，引起胃黏膜糜烂、胃溃疡等。

《家庭百事通》编辑部　**供稿**

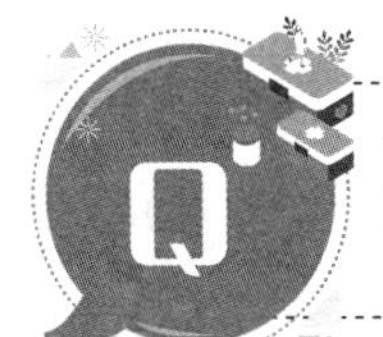

黄瓜汁液内真的有大量弓形虫吗

弓形虫的宿主只有猫或者其他动物，弓形虫会通过猫科动物粪便向外传播，会被弓形虫感染的动物也只有哺乳动物和鸟类。弓形虫不可能在黄瓜里，只会沾染在黄瓜的表面或者其他果实的表面，是可清洗掉的。即使肉类和蔬菜被弓形虫感染，只要经高温烹制，人食用后是不会产生任何影响的。

《家庭百事通》编辑部　**供稿**

孩子必选“儿童酸奶”吗

随着人民生活水平的提高，奶制品成了人们的日常食品，尤其是酸奶，因为含有益生菌和独特的风味而备受欢迎。当一种食品流行起来，就必然会出现商家为特定人群打造的“细分产品”。儿童，无疑是最具有消费潜力的“细分人群”，因此儿童酸奶自然也就成为商家的“细分产品”。那么，儿童真的需要喝“儿童酸奶”吗？回答这个问题前，先来看看“儿童酸奶”的几点特征。

“儿童酸奶”的包装是按儿童的爱好而设计的，其吸引力肯定大于普通酸奶。此外，它在风味口感上所进行的加工，更能吸引儿童的味蕾。原味儿童酸奶极少，通常都是“风味发酵乳”，而糖自然是最关键的风味成分。

很多父母担心孩子“吃凉的伤胃”，于是常温酸奶成了儿童酸奶的主流。只是，与冷藏保存的酸奶相比，常温酸奶的营养要更差一些。

如果说儿童酸奶（其他各种“儿童食品”也大抵如

此）的包装是为了吸引孩子的眼球，风味和口感是为了吸引孩子的味蕾，那么“营养添加”就是为了获得父母的“放行”。毕竟，在说服孩子之外，还需要说服家长，才能够将常温下的儿童酸奶成功地卖出去。

为了追求差异化，很多儿童酸奶也会加一点“营养强化成分”，比如市面上有款儿童酸奶中就加入了维生素D和菊粉。但是，每百毫升酸奶仅含1.6克的菊粉，这只能说聊胜于无，也就只有维生素D算是真正的“强化”营养成分。维生素D是人体必需的营养成分，也是饮食中比较容易缺乏的营养成分。许多人依靠晒太阳来合成维生素D，不过在一些地区、一些人群中，这种途径并不总能实现。所以，酸奶中加入维生素D，可以算是有价值的操作。

除此之外，还有的“儿童酸奶”添加了DHA、益生元、钙、铁、锌等营养成分中的一些种类。这些营养成分，在人们平时的饮食中也可能摄入不足，在食品中加一些也没有什么不好，不过对一个孩子来说，这只是一种“可选”的摄入方式，强化营养的作用不大。

从“儿童酸奶”的这3条特征来看看，前2条并没有什么实际意义，只有第3条有些价值但并非必需，也没有多大必要。

所以，对于孩子来说，如果喜欢喝酸奶，作为多样化食谱的一部分也是可以的，但并不需要喝专门的“儿童酸奶”——不管是什么酸奶，儿童都可以喝。儿童喝的酸奶蛋白含量高、含糖量低即可。至于那些添加的营养成分，有无都没什么关系。

云无心　**供稿**

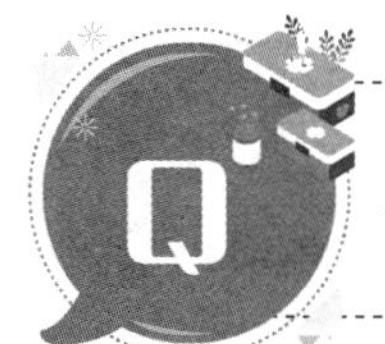

姜枣茶可长期饮用吗

俗话说："日食三颗枣，青春不显老。"枣对人体有许多益处，加点生姜、红糖泡制的姜枣茶更是受大众喜爱。许多人认为喝姜枣茶可以养生，甚至一些人把姜枣茶当作包治百病的"神药"，并长期饮用。那么，姜枣茶真的适合长期饮用吗?

姜枣茶的三种成分都突出一个"温"字。生姜味辛，性微温，具有发汗解表、温肺止咳、温中止呕的功效；大枣味甘，性温，具有补中益气、养血安神的功效；红糖味甘，性温，具有补中缓急、和血行瘀的功效。因此，姜枣茶有温中祛寒、健脾养胃、调经止痛的功效。

饮用姜枣茶可使身体血管扩张，使全身有温热感，具有强心作用，能促进胃肠蠕动和消化，对于流行性感冒、上呼吸道感染也有一定的抑制作用。所以，气血不足、脾胃虚寒或手脚冰凉、月经不调属寒性体质者，喝姜枣茶有一定的保健效果。

任何事情都有两面性，姜枣茶也不例外。气血不足的人喝了姜枣茶有好处，但是对于气血旺的人喝了姜枣茶就可能对身体有害，所以姜枣茶的功效是有限的，并不是人人都适合喝。

以下体质的人不宜饮用姜枣茶：

1.糖尿病患者：因姜枣茶里的红糖、大枣含糖量高，喝了会影响血糖波动，故糖尿病的患者不适宜喝。

2.阴虚体质者：阴虚体质者由于体内阴津不足，导致全身脏腑经络失去濡养，表现为一系列干燥虚热的症状，如口干鼻燥、咽喉肿痛等。而姜枣茶的主要成分都是性温的，阴虚体质者喝姜枣茶，无疑是雪上加霜。

3.湿热体质者：生姜辛热，大枣滋腻，两者合用会使湿热加重，故湿热体质者不适合喝姜枣茶。

4.气血过旺者：姜枣茶具有很好的温热作用，对于气血不足的人食之大有好处，但气血过旺者喝姜枣茶就会引起全身燥热不适。

部分人群可适当食用姜枣茶，但是也不能将其当成良药长期饮用，需注意饮用方法。

首先，一天饮量要适度，一般掌握在生姜3~5片，大枣3枚即可。其次，要注意饮用时间，一般姜枣茶适宜夏天喝而不适宜冬天喝。因为中医认为，夏天是天之阳气与地之阴气交汇之时，也是人体阳气最旺盛的时期，此时喝姜枣茶能使阳气培养得更旺，以便抵御秋冬疾病的侵袭，这与“冬吃萝卜夏吃姜”是一个道理。最后，姜枣茶不能长期饮用，以免引起燥热上火，泡姜枣茶可适当加1～2颗乌梅，起到敛热养阴的作用。

许燕妮　**供稿**

能“醉人”的只有酒吗

众所周知，过量饮酒能醉人，但是能“醉人”的不只是酒。除了酒之外，日常生活中还有很多东西可以使人出现“醉”的现象。这些“醉物”同样也会带来不同的健康危害，大家平时饮食也需重视。

抽烟可能导致“烟醉”：香烟中含有尼古丁、焦油和一氧化碳等毒物。如果一次抽吸5支以上的香烟，会引起烟中毒，可能出现头晕、恶心、呼吸急促、反应迟钝、视力模糊等症状，严重的会导致昏迷，这称之为“烟醉”。

饮浓茶可能出现“茶醉”：适量饮茶对人体有益，但饮用过多的浓茶也可能出现“茶醉”。其致醉物质是咖啡因和鞣酸。“茶醉”状态表现为感觉过敏、失眠、头痛、恶心、站立不稳、四肢无力、手足颤抖、对精细工作的效率下降，严重的还会心律失常、惊厥抽搐，这是中枢神经发出的危险信号。清明节前后，人们热衷于品新茶，而现炒的春茶含有活性较强的鞣酸和咖啡因，饮多了更易致

“茶醉”。一般情况下，春茶宜放置10天后再用。空腹和平时没有喝茶习惯的人，偶尔饮用过浓的茶也可能会发生“茶醉”现象。

炒菜油温过高致“油醉”：烹调中易产生油烟，当油加热到150℃左右时，就会挥发出大量的丙烯醛等有害物质。一些厨师或家庭主厨由于长期做饭，接触到了大量的油烟，可饭做好了自己却没了胃口，而是出现头痛、头晕目眩、胸闷、喉头和眼睛发涩、耳鸣等症状。这一现象就是人受油烟过度熏染后出现的一种不良状态，也就是“油醉”。长期接触油烟不但易使人“油醉”，还可能导致人肥胖。因此，炒菜时油不可烧得太热。

饭吃多了也会“醉”：有的人饱餐后出现软怠、昏昏欲睡的情况，貌似醉酒状，这是“饭醉”。引起“饭醉”的原因在于人进食太快，消化道血管在短时间内过度扩张，脑组织发生一过性缺血。此外，进食过量糖类食品也会出现“醉态”，这时因为葡萄糖在胃内转变为乙醇，人体吸收后入血内以致醉酒，故又称为“自动酿酒综合征”。

食肉也会“醉”：对于处在饥饿状态很久的人，一见到美食就会狼吞虎咽，不吃到肚子撑不下去就不会停嘴。然而，在大快朵颐之后，高蛋白等肉类因不易消化，就会滞留在肠内与细菌作用，从而会产生大量氨类毒性物质，导致血氨升高。脑组织受不了高血氨的突然来袭，脑功能随即发生障碍，轻则出现头昏脑胀、眩晕呕吐、心慌气喘，重则昏迷乃至死亡，肝肾功能不良者更易出现这类情况。这就是吃肉食导致的醉人现象。为了身体健康，吃肉也不可过量哦！

由上文可知，生活中有很多细节需要重视，哪怕是吃饭太快，都会引起不适。所以，要注意生活细节，保持健康的生活状态。

郭旭光　**供稿**

“零卡可乐”真的零糖分吗

要了解“零卡可乐”是否真为零热量、零糖分，首先得看“零卡可乐”的食物成分表。从“零卡可乐”的食物成分表中得知，其标注的热能其实是近似零卡路里。因其热量极低，通过常规检测方法无法测出，所以命名为零卡路里。

我国的营养标签标准中，对“零能量”的要求是：当食品中的能量低于17千焦每100克固体或100毫升液体，就可以称为“零能量”。也就是说，一款饮料标示“零能量”，并不意味着饮料中真的一点能量也没有，仅仅是含能量低，摄入后对人体的影响微不足道。同样，“无糖”也就是说，每100克或每100毫升食品中糖含量等于或低于0.5克，食品中还是含有糖的，所以“零卡可乐”真的零糖分吗?

在做到尽量减少能量的同时，为了获得较好的口感，企业在饮料中还会添加甜味剂来替代蔗糖，如添加阿斯巴甜、安赛蜜、甜蜜素等。以阿斯巴甜为例，它是一种人工合成的甜味剂，由天冬门氨酸和苯丙氨酸合成，属食品添加剂。它的甜度是一般糖的200倍，1克的阿斯巴甜约有4千卡的热量。但使人感到甜味所需的阿斯巴甜所需量非常少，所以其所含热量可忽略不计。阿斯巴甜在“零卡可乐”中的使用量极少，人体摄入后，大脑虽会接收到“甜”的信号，并刺激胰腺分泌胰岛素，但因摄入量极小，所以对人体血糖的影响也非常小。食用以阿斯巴甜作甜味剂的食物后，通过静脉血测量血糖，血糖数值可能完全不会发生变化。

胥佳　**供稿**

姜丝可乐能治流感吗

冬春季节，寒潮频袭，导致流感高发，人们期待有既简单又有效的祛病良药以保平安，于是一些土方、偏方或秘方便“应运而生”，真真假假教人莫衷一是。比如网上传言“姜丝可乐能预防流感”。那么，这是真的吗?

网传姜丝可乐的做法：鲜姜丝与可乐同煮3～5分钟，或煮至生姜辛辣味消失，趁热饮用，每天3次。两者的组方比例为1：100，即1克生姜加100毫升可乐，儿童酌减。

在这款食疗方中，可乐仅是提供水分，改善口感而已，能起药效作用的只有生姜。按中医的说法，生姜为辛温之物，可发表散寒、温胃止呕，起到发汗的作用，能治疗普通感冒中的风寒感冒类型。从西医看，生姜中的挥发油可舒张毛细血管，增强血液循环而减轻感冒的不适症状；可乐则能增加尿量，有利于病毒排出，对缩短病程有帮助，这与感冒患者要多喝水的道理相同。

中医认为感冒是人体感染风邪所致，而风邪有风寒、风热之别。若你遭受风吹雨淋或风寒侵袭，出现畏寒、低热、无汗、鼻塞、打喷嚏、咳嗽、流清涕、口不渴等症候，就属于风寒感冒。治疗则是要辛温解表，通过出汗来减轻感冒症状。而姜丝可乐里的生姜恰能解表，可乐则补水发汗，所以能多少产生一点积极效应。

风热犯表，或风寒入里化热所引起的风热感冒，其特点除了鼻塞、流涕、咳嗽、头痛等感冒的一般表现外，还有发热重、痰液黏稠呈黄色、喉咙痛（痛感常先于感冒症状之前出现）、口渴喜饮、便秘等症状。治疗以辛凉解表为要则，药性辛凉的菊花、金银花、板蓝根等最为合适。若此时，风热感冒患者还是服用生姜就将如同火上浇油一般。

即便你得的是风寒感冒，为提升生姜的效力，可乐也不是最佳搭档。因为可乐是碳酸饮料，常喝不利于骨骼健康。生姜的最佳搭档应是白萝卜（生姜+白萝卜+红糖，煎汤热饮，有利于发汗解表）、葱白（生姜+葱白+红糖，煎汤热服，对风寒感冒初起或症状轻者有效）、荸荠（生姜+荸荠，捣烂取汁，分次用开水冲服）等。

如果说生姜搭配得当、使用对症（限于风寒感冒），确能在感冒的预防、缓解不适感及缩短病程等方面收到一些小小效果的话，那在流感面前则完全派不上用场了。从症状看，流感与风热感冒相似，但要重得多。目前有效的预防办法是打流感疫苗，罹患后积极就诊，必要时住院治疗，绝对不是姜丝可乐一类食疗方所能解决得了的。就中医而言，流感需用苦寒中药清瘟败毒（如银翘散、柴葛解肌汤），而姜丝可乐不具备苦寒之性，实属于“牛头不对马嘴”之方。

兰政文　**供稿**

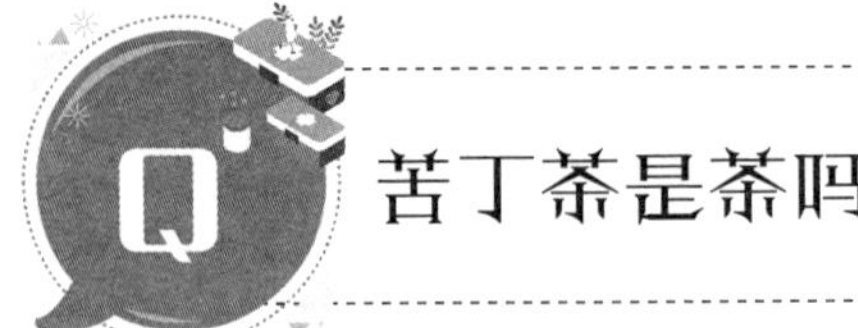

苦丁茶是茶吗

茶起源于中国，种类很多，有黄茶（也就是普通茶叶）、绿茶、红茶、白茶、黑茶等等。现在市面上还流行一种茶——苦丁茶。很多人认为苦丁茶有改善心脑血管、降“三高”等作用，就坚持长期喝。那么，苦丁茶到底是不是茶呢？能不能长期喝呢？

从中医的角度来说，苦丁茶具有散风热、清头目、除烦渴的作用，对治疗头痛、牙痛、目赤、热病烦渴、痢疾等效果非常明显。

现代药理研究也证明，苦丁茶中不仅含有人体必需的多种氨基酸、维生素及锌、锰、铷等微量元素，还具有降血脂、增加冠状动脉血流量、改善心肌供血、抗动脉粥样硬化等作用，对心脑血管疾病患者的头晕、头痛、胸闷、乏力、失眠等症状均有较好的防治作用。

除此以外，苦丁茶外形绿润均匀，汤色清绿明亮，口感微苦滑爽，回甘长久，饮后神清气爽，消乏解渴，因而特别受中老年人的青睐。

苦丁茶的药用价值较高，日常可以把苦丁茶当做药物来使用，但不能将其作为一种茶来长期饮用，喝的时候一定要注意。

苦丁茶属于药物，为避免不良反应，是不能长期喝的。最好是每喝一段时间就停一段时间，这样既能保证身体的健康，也可以避免因为苦丁茶的药性而带来的危害。

苦丁茶也不是每个人都适合饮用，下面这四类人就不太适合喝苦丁茶：

1.虚寒体质者冬季畏寒，手脚冰凉，且不易上火，喝了寒性的苦丁茶后，会使凉症加重，不利于改善体质，严重的甚至会出现腹痛、腹泻等症状。

2.女性月经期处于失血状态，苦丁茶性寒，极易导致气血凝滞、经血难排，引发痛经，严重者可造成月经不调，而有痛经体质的女性更应少喝。

3.刚生完宝宝的产妇身体虚弱，应适当多吃一些温补性的食物。苦丁茶不仅不利于产后子宫的恢复，还会伤及脾胃，极易引发日后的腹部冷痛。

4.慢性胃肠炎患者脾胃虚寒，腹部受凉或食用凉性食物易闹肚痛，苦丁茶会加重这些症状。

此外，老年人及婴幼儿的脾胃功能不比成年人差，也不宜饮用苦丁茶，否则容易引起消化不良、厌食、腹泻等副作用。

苦丁茶虽然带有“茶”字，但一定要仔细选用，切不可拿健康开玩笑。

田祥玉 供稿

你了解冬季“热饮陷阱”吗

天气变凉，各种热饮又成为大家的宠儿，一杯热气腾腾的饮品不仅暖心还暖胃。那么，这些奶茶、豆浆等冬季“暖食”我们该如何选择呢？它们对于健康到底有何影响呢？

很多沿街的中小型超市，天气一冷，便开始推出一些经过加热的瓶装或盒装饮料。这样的饮料的确会让顾客拿到手里有暖暖的感觉，像一些瓶装奶茶、红茶、果汁等饮料，放入加热柜，喝起来暖意浓浓。但如果消费者细看，就会发现很多饮料的标签中明确写着“本品不宜加热”字样。

一些饮料，虽然没有标注是否适合加热，但也在保存条件上写着“置于阴凉干燥处，避免阳光暴晒”等字样，所以，这类饮料也是不适合加热的。

对饮料而言，冬季属于淡季，为了增加销量，商家会在加热柜中放满饮料，有硬件条件达不到的，甚至会将饮料直接放置在热水中，有的塑料瓶甚至因为浸泡加热时间过长而歪曲变形。

这些应该常温保存的饮料经过加热处理后，不但会影响饮料的保质期，而且因为其外包装多是采用的PET（聚对苯二甲酸乙二酯）材料，在加热温度低于70℃时，一般是安全的，但长时间浸泡加热，或反复加热会造成瓶体软化变形，就有可能溶解出有害物质。

同时，热膨胀原理可能造成瓶盖出现密封性变差，造成保质期缩短甚至是保质期内变质。长时间加热还会造成饮料中各种添加剂变质，这也是我们需要警惕的。热饮再好喝，也没有健康重要。

王濰青 供稿